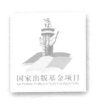

国家出版基金项目
NATIONAL PUBLICATION FOUNDATION

"十三五"国家重点图书出版规划项目
天津市重点出版扶持项目

"癌症知多少"

新 媒 体 健 康 科 普 丛 书

肿瘤标志物

丛书主编 樊代明 郝希山

主　　编 王书奎

U0325160

天 津 出 版 传 媒 集 团

天津科技翻译出版有限公司

图书在版编目(CIP)数据

肿瘤标志物 / 王书奎主编. —天津:天津科技翻
译出版有限公司, 2022.3
("癌症知多少"新媒体健康科普丛书 / 樊代明,
郝希山主编)
ISBN 978-7-5433-3886-9

Ⅰ.①肿… Ⅱ.①王… Ⅲ.①肿瘤-生化性状Ⅳ.
①R730.4

中国版本图书馆 CIP 数据核字(2018)第 227582 号

肿瘤标志物
ZHONGLIU BIAOZHIWU

出　　版:天津科技翻译出版有限公司
出 版 人:刘子媛
地　　址:天津市南开区白堤路 244 号
邮政编码:300192
电　　话:(022)87894896
传　　真:(022)87893237
网　　址:www.tsttpc.com
印　　刷:天津海顺印业包装有限公司分公司
发　　行:全国新华书店
版本记录:710mm×1000mm 16 开本　10.5 印张　145 千字
　　　　　2022 年 3 月第 1 版　2022 年 3 月第 1 次印刷
　　　　　定价:35.00 元

丛书编委会

丛书主编

樊代明　　郝希山

丛书副主编

詹启敏　　于金明　　张岂凡　　季加孚　　王红阳　　赫　捷

李　强　　郭小毛　　徐瑞华　　朴浩哲　　吴永忠　　王　瑛

执行主编

王　瑛

执行副主编

支修益　　赵　勇　　秦　茵　　陈小兵

编　者（按姓氏汉语拼音排序）

艾星浩	巴　一	白　冰	包　旭	卜　庆	步召德
蔡清清	曹　振	曹伟新	曹旭晨	陈　璐	陈　平
陈　伟	陈　妍	陈　艳	陈　燕	陈翱翔	陈昌贤
陈点点	陈公琰	陈金良	陈警之	陈凯琳	陈可欣
陈茂艳	陈倩倩	陈田子	陈婷婷	陈小兵	陈晓锋
陈晓燕	陈永顺	陈育红	陈昱丞	陈冶宇	陈子华
陈祖锦	程　熠	程亚楠	迟志宏	丛明华	崔云龙
崔兆磊	戴　东	丁　超	董　丽	董阿茹汗	董恒磊
杜　娟	杜　强	杜玉娟	段　峰	段振东	范　彪
范志松	方小洁	房　锋	封　磊	冯　莉	冯　敏

冯梦晗	冯梦宇	付 强	高 婕	高 劲	高 明
高 秀	高 岩	高伟健	弓晓媛	宫本法	关海霞
关莎莎	郭 志	郭婧瑶	郭姗琦	韩 晶	何 朗
何 流	何 毅	何帮顺	何江弘	何亚琳	和 芳
贺 斌	洪 雷	侯秀坤	胡树博	胡筱蓉	黄 河
黄鼎智	黄慧强	黄金超	黄梅梅	黄敏娜	黄诗雄
黄文倩	黄育北	季 科	季 鑫	季加孚	季耘含
贾 佳	贾晓燕	贾英杰	贾子豫	姜文奇	蒋微琴
金 辉	金 希	金 鑫	荆 丽	井艳华	阚艳艳
康文哲	孔 学	孔大陆	孔凡铭	孔雨佳	雷海科
黎军和	李 方	李 洁	李 力	李 凌	李 宁
李 圃	李 倩	李 荣	李 薇	李 艳	李 洋
李 盈	李春波	李大鹏	李冬云	李昉璇	李国强
李海鹏	李虹义	李虎子	李慧锴	李慧莉	李家合
李嘉临	李建丽	李利娟	李萌辉	李姝颖	李维坤
李文桦	李文杰	李文涛	李小江	李小梅	李晓东
李勇强	李志铭	李治中	力 超	梁 峰	梁 菁
梁金晓	梁晓峰	廖书恒	廖正凯	林 宁	林 源
林立森	林贤东	林晓琳	林仲秋	凌小婷	刘 昊
刘 洁	刘 珊	刘 巍	刘 妍	刘 昭	刘兵城
刘博文	刘东伯	刘东明	刘冬妍	刘端祺	刘合利
刘红利	刘宏根	刘慧龙	刘家成	刘嘉寅	刘俊田
刘凌翔	刘盼盼	刘荣凤	刘潇濛	刘晓园	刘筱迪
刘彦芳	刘艳霞	刘云鹤	刘云涛	刘志敏	卢仁泉
卢小玲	卢致辉	鲁苗苗	陆 舜	陆 苏	吕 强
罗迪贤	马 虎	马 帅	马 薇	马翻过	马福海
马蔚蔚	牟睿宇	穆 瀚	聂 蔓	宁晓红	牛文博

潘杰	齐立强	齐文婷	秦磊	秦健勇	邱红
邱录贵	曲秀娟	瞿慧敏	饶群仙	任越	荣维淇
汝涛	单玉洁	邵欣欣	邵志敏	佘彬	申鹏
沈琦	沈倩	沈文斌	施咏梅	石晶	石燕
石汉平	思志强	宋晨歌	宋春花	宋天强	宋亦军
苏畅	孙靖	孙鹏	孙颖	孙彬栩	孙凌宇
孙现军	谭先杰	汤东	唐凤	唐丽丽	田艳涛
汪艳	王峰	王杰	王洁	王科	王莉
王龙	王飒	王潇	王欣	王鑫	王迎
王宇	王钊	王勐	王安强	王炳智	王丹鹤
王风华	王建祥	王建正	王晶晶	王景文	王军轶
王丽娟	王楠娅	王书奎	王舒朗	王晰程	王夏妮
王潇潇	王晓群	王园园	隗汶校	魏凯	魏立强
魏丽娟	魏述宁	魏松锋	闻淑娟	邬明歆	吴楠
吴尘轩	吴航宇	吴晓江	吴延升	吴胤瑛	伍晓汀
武强	夏奕	向阳	肖健	肖莉	肖书萍
谢玲玲	信文	邢金良	邢晓静	熊斌	熊青青
徐慧婷	徐瑞华	徐晓琴	许红霞	闫东	严颖
颜兵	杨波	杨丹	杨航	杨敏	杨合利
杨隽钧	杨李思瑞	杨佩颖	杨伟伟	杨子鑫	姚剑锋
叶枫	易丹	易峰涛	易树华	尹玉	尹如铁
尤俊	于歌	于海鹏	于仁文	于晓宇	虞永峰
袁航	运新伟	翟晓慧	战淑珺	张斌	张帆
张红	张寰	张慧	张霁	张娇	张晶
张龙	张蕊	张倜	张伟	张欣	张雪
张瑶	张广吉	张国辉	张海波	张宏艳	张建军
张丽丽	张凌云	张梦迪	张青向	张汝鹏	张师前

张潇潇	张小田	张玄烨	张雪娜	张瑶瑶	张一楠
张玉敏	张跃伟	张蕴超	赵静	赵峻	赵坤
赵群	赵婷	赵玮	赵勇	赵洪猛	赵敬柱
赵林林	赵志丽	郑莹	郑传胜	郑华川	郑向前
支修益	只璟泰	周晨	周晶	周岚	周琦
周洪渊	朱津丽	朱晓黎	朱晓琳	朱颖杰	庄则豪
邹冬玲	邹燕梅	邹征云	左静		

《肿瘤标志物》编委会

名誉主编

邢金良

主　编

王书奎

副主编

陈　燕　　郑华川　　李　荣　　罗迪贤　　何帮顺

编　者（按姓氏汉语拼音排序）

陈　燕　　崔兆磊　　何　朗　　何帮顺　　李　圃　　李　荣

力　超　　林贤东　　刘冬妍　　卢仁泉　　罗迪贤　　佘　彬

申　鹏　　王　峰　　王　科　　王书奎　　肖　莉　　邢金良

徐晓琴　　郑华川

丛书前言一

匠心精品，科普为民

人类认识癌症的历史源远流长。无论是古希腊时期的希波克拉底，还是中国古代的《黄帝内经》等早期医学文献，都曾系统描述过癌症。20世纪下半叶以来，世界癌症发病人数与死亡人数均呈快速上升趋势，尤其是20世纪70年代以后，癌症发病率以年均3%～5%的速度递增。癌症已成为当前危害人类健康的重大疾病。

我国自改革开放以来，经济、社会、环境及人们的生活方式都发生了变化，目前正快速步入老龄化社会，这导致我国在肿瘤患者人数快速增长的同时，癌谱也发生了较大变化。在我国，发达国家高发的肺癌、乳腺癌、结直肠癌的发病率迅速上升，发展中国家高发的胃癌、肝癌、食管癌等的发病率亦居高不下，形成发达国家与发展中国家癌谱交融的局面，这给我国的肿瘤防治工作带来了较大挑战。

为了推动肿瘤科普精品创作，为公众和广大患者提供一套权威、科学、实用、生动的科普丛书，在中国科学技术协会的大力支持下，中国抗癌协会组织数百位国内肿瘤专家，集体编写了本套丛书。

丛书的作者都是活跃在我国肿瘤科普领域的专家，通过讲座、访谈、文章等多种形式为广大群众特别是肿瘤患者及其家属答疑解惑，消除癌症认知误区，推进癌症的早诊早治。他们的经验积累和全心投入是本套丛书得以出版的基础。

本套丛书满足了两方面的需求：

一是大众的需求。中国抗癌协会通过各地肿瘤医院、肿瘤康复网站、康复会、患友会等组织问卷调研，汇总常见问题，以保证专家回答的问题是读者最关心和最渴望知道答案的问题。

二是医生的需求。在日常工作中，临床医生要用很大一部分时间来回答患者一些重复率非常高的问题。如果能把这些问题汇总，统一进行细致深入的解答，以图书的形式提供给患者及其家属，不仅能为临床医生节省很多时间，同时也能大大提高诊疗的效率。

丛书的出版不是终点，而是一个起点。本套丛书将配合中国抗癌协会每年的世界癌症日、全国肿瘤防治宣传周等品牌活动，以及肺癌、乳腺癌关注月等各类单病种的宣传活动，通过讲座与公益发放相结合的形式，传播防癌抗癌新知识，帮助患者树立战胜癌症的信心，普及科学合理的规范化治疗方法，全面落实癌症三级预防的总体战略。

本套丛书是集体智慧的结晶。衷心感谢中国科学技术协会对丛书的鼎力支持，感谢百忙之中为丛书的编写投入巨大精力的各位专家，感谢为丛书出版做了大量细致工作的出版社编辑，也感谢所有参与丛书筹备组稿工作的中国抗癌协会秘书处的工作人员。

希望本套丛书的出版能为国家癌症防治事业做一份贡献，为大众健康谋一份福祉。

郝希山

中国工程院院士

丛书前言二

肿瘤防治，科普先行

一、肿瘤防治，科普先行

1.健康科普，国家之需求

2016 年，习近平总书记在"科技三会"上指出，"科技创新、科学普及是实现创新发展的两翼，要把科学普及放在与科技创新同等重要的位置。"这是中央领导从国家发展战略高度对新的历史时期科普工作和科普产业发展的新部署和新要求。2017 年，"健康中国"作为国家基本发展战略被写进十九大报告，报告明确提出"健康中国行动"的主要任务就是实施健康知识普及行动。

2.肿瘤科普，卫生事业之需求

恶性肿瘤的病因预防为一级预防；通过筛查而早期诊断，以提高肿瘤疗效为二级预防。世界卫生组织（WHO）认为，40%以上的癌症可以预防。恶性肿瘤的发生是机体与环境因素长期相互作用的结果，因此，肿瘤预防应贯穿于日常生活中并长期坚持。肿瘤预防在于降低发病率和死亡率，从而减少国家医疗资源的消耗，减轻恶性肿瘤对国民健康的危害和社会、家庭的经济负担。

3.肿瘤科普，公众之需求

大数据表明，在中国，健康与医疗科普相关词条占总搜索量的 57%。2017 年国人关注度最高的 10 种疾病中，"肿瘤"的搜索量超过 36 亿次，跃居十大疾病之首，之后连续数年蝉联关注榜首位。这一方面说明公众对肿瘤科普有巨大需求，同时也反映了公众对癌症的恐慌情绪。一次次名人患癌事件、一段段网络泛滥的癌症谣言,时时处处诱发公众"谈癌色变"的心理。因此,消除癌症误区、建立正确的防癌观念是当前公民健康领域最重要的科普任务,肿瘤医学工作者责无旁贷。

4.肿瘤科普,患者之需求

恶性肿瘤严重威胁人类健康和社会发展。随着肿瘤发病率持续上升、患者生存期延长、个体对自身疾病的关注增加、患者参与诊疗决策的意愿不断增强,肿瘤科普已经成为刚性需求,涉及预防、诊疗、康复、护理、心理、营养等诸多领域。

5.肿瘤科普,大健康产业之需求

随着科普产业的进步和成熟,一批像果壳网、知乎、今日头条等科普资讯平台迅速发展壮大,成为国家发展科普产业的骨干力量。今天的科普产业正在走出科普场馆建设与运营、科普图书出版与发行、科普影视制作与传播、科普展教器具制作与展示等传统形式,迈向经济建设与社会发展更为广阔的前沿领域。科普的产业形态呈多元化发展,科普出版、科普影视、科普动漫与游戏、科普网站、科普旅游、科普会展、科普教育、科普创意设计服务等实体平台百花齐放。随着人口老龄化的加剧,肿瘤科普产业的规模正在不断扩大,这必将催生高水平多元化的科普产品。肿瘤防治,科普先行,利国利民。

二、科普先行,路在脚下

中国抗癌协会作为我国肿瘤学领域最重要的国家一级协会,在成立之日起,就把"科普宣传"和"学术交流"放在同等重要的位置,30多年来,在肿瘤科普工作中耕耘不辍,秉持公心,通过调动行业资源和专家资源,面向公众和患者广泛开展了内容丰富、形式多样的抗癌科普宣传。通过长期实践,协会独创出"八位一体"的科普组织体系(团队－活动－基地－指南－作品－培训－奖项－媒体),为我国肿瘤防治科普事业的模式创新和路径探索做出了重要贡献。

中国抗癌协会自1995年创建"全国肿瘤防治宣传周"活动,经过近30年的洗练,已成为肿瘤领域历史最悠久、规模和影响力最大、社会效益最好的品牌科普活动。养成良好的生活方式、早诊早治、保证有效治疗、提高患者生存质量等防癌抗癌理念逐步深入人心。从2018年开始，中国抗癌协会倡议将每年的4月15日设为"中国抗癌日"，并组织全国性的肿瘤科普宣传活动。

科普精品是科普宣传的最重要武器。中国抗癌协会的几代学者，传承接力，倾心致力于权威科普作品的创作，为公众和患者奉献了数量众多的科普精品。2012年至今10年时间里，中国抗癌协会本着工匠精神，组织数百名专家编写了本套丛书（共20个分册），采用问答的形式，集中回答了公众及患者在癌症预防、诊疗中的常见疑问。目前本套丛书已入选"国家出版基金项目""'十三五'国家重点图书出版规划项目""天津市重点出版扶持项目"等多个项目，取得了良好的社会效益。

随着近年来临床新进展不断涌现，新技术、新方法、新药物不断应用于临床，协会牵头组织广大专家，将防癌抗癌领域的最新知识奉献给广大读者朋友，帮助公众消除癌症误区，科学理性地防癌抗癌，提升公众的科学素养，为肿瘤防治事业贡献力量。

书之为用，传道解惑。科普创作有四重境界，即权威、科学、实用、生动。我们只为一个目标：让癌症可防可控。

肿瘤防治，科普先行；科普先行，路在脚下。

中国抗癌协会理事长
中国工程院院士
美国医学科学院外籍院士

前　言

　　肿瘤是影响人类健康的重大疾病，人类从未放弃对这一重大疾病的研究与探索。近年来，随着科学技术的进步，肿瘤研究取得了重要进展，肿瘤基础研究揭示了肿瘤发生发展的机制和规律，同时，肿瘤临床研究也在预防、诊断、治疗及预后等方面取得了一定成绩，因此，一些新的诊疗方法与理念也给肿瘤患者带来了福音。从人类基因组计划到后来的癌症基因组图集(the Cancer Genome Atlas，TCGA)计划，人类已经翻开了揭示肿瘤奥秘新的一页，肿瘤的治疗也由肿瘤个体化医疗升华到肿瘤精准医疗，开启了肿瘤治疗新的方法与理念。

　　从癌基因到抑癌基因，从单纯的化学治疗到肿瘤的综合治疗，人类在与肿瘤抗争的道路上已经取得系列进展。很多肿瘤的发病率在逐年下降，一些肿瘤的治疗已经获得较好的效果，患者的生存期大大延长。当然，未来抗击肿瘤的道路还很漫长且不平坦。肿瘤精准医疗不只是一个概念，更是一个理念，而且这一理念现在已经贯彻到肿瘤临床实践中。肿瘤靶向治疗、肿瘤基因治疗、肿瘤生物治疗等都是精准医疗在临床的体现。如何实现精准是未来肿瘤治疗必须要解决的问题，解决这一问题的关键就是肿瘤标志物的应用，可以说肿瘤标志物的发现与应用是肿瘤精准医疗能否真正实现的关键。

　　肿瘤标志物在临床的应用已经有很长时间了，随着分子检测技术的进步，肿瘤标志物谱也逐渐丰富起来，从蛋白到核酸，从细胞到微囊体,从遗传到表观遗传,肿瘤标志物以多种形式存在,它的应用已经有力地推动了肿瘤临床的进步。特别是近年来测序技术的进步、大数据及人工智能的应用都给肿瘤标志物的挖掘、应用带来了极大的改变,这也必然给肿瘤精准医疗发展注入强劲动力。不可否认,抗击肿瘤不只是科学家的事,也不只是临床医生的事,更不只是患者的事,而是需要全社会所有人都参与其中,对肿瘤有一个客观且全面的认识。当前,已有很多肿瘤标志物应用于肿瘤的预防、诊断、治疗及预后判断,这些标志物是大众抗击肿瘤很有用的武器,因此,我们需要认识这些标志物,更要知道如何应用这些标志物。

本书从肿瘤的预防、诊断、治疗及预后判断等方面介绍了肿瘤标志物的应用。通过本书的介绍,可以让读者朋友从肿瘤标志物的角度更好地了解肿瘤的发生发展,从而为健康群体、患者、医生及科学家架起一座桥梁,携手共绘抗击肿瘤的美好蓝图!

2021 年 12 月

目　　录

第一章　概论

第二章　预防篇

第三章　诊断篇

第四章　治疗篇

第五章 预后篇

第一章

概论

▮▶ 什么是肿瘤标志物？

肿瘤标志物（tumor marker，TM）是反映肿瘤存在的化学、生物类物质。这些物质有的仅见于胚胎组织而在正常成人组织没有，有的则在肿瘤组织中的含量大大超过在正常组织中的含量。它们的存在或量变可以提示肿瘤的性质，借助对这些物质的分析可以提示肿瘤的组织发生、细胞分化、细胞功能，以对肿瘤的诊断、分类、预后判断和治疗进行指导。肿瘤标志物依据其性质可以分为：①癌胚蛋白，如甲胎蛋白、癌胚抗原；②肿瘤相关抗原，如 CA19-9、CA125；③酶，如乳酸脱氢酶、神经元特异性烯醇化酶、前列腺酸性磷酸酶；④特殊血浆蛋白，如 β_2-微球蛋白、本周蛋白；⑤激素，如降钙素、人绒毛膜促性腺激素、促肾上腺皮质激素。此外，原癌基因、抑癌基因及其产物也越来越广泛地用作肿瘤标志物。

肿瘤标志物的临床应用广泛，具体应用有以下几类：①肿瘤早期筛查；②肿瘤高危人群筛选；③肿瘤诊断和鉴别诊断；④监测疗效及肿瘤有无复发和转移；⑤肿瘤分类；⑥肿瘤分期；⑦肿瘤定位；⑧肿瘤治疗；⑨疗效观察和预后判断。

用肿瘤标志物测定肿瘤在临床上已应用了多年，在临床的诊断和疗效观察方面作用很大。当然，任何一种肿瘤标志物都有其局限性，为了提高诊断的准确性，临床上常将几项相关的标志物组成联合标志物组，同时对某一肿瘤进行检测。

▮▶ 理想的肿瘤标志物有哪些特点？

肿瘤标志物与肿瘤密切相关，临床需要理想的肿瘤标志物来进行肿瘤的预防、诊断、预后判断等。依据临床的需求，理想的肿瘤标志物应当具有以下特点：①敏感性高，能早期发现和诊断肿瘤；②特异性强，仅肿瘤患者阳性，能鉴别诊断良恶性肿瘤；③肿瘤标志物浓度与肿瘤转移、恶性程度有关，以协助肿瘤分期和预后判断；④肿瘤标志物浓度与肿瘤大小有关,肿瘤标志物半衰期短,能较快地反映体内肿瘤的实际情况;⑤存在于体液特别是血液中,易于检测;⑥与预后有关,具有可靠的预测价值。

▶ 常见的肿瘤标志物检查项目有哪些?

肿瘤标志物的种类很多,依据肿瘤标志物的来源可分为两类:①肿瘤组织产生,包括甲胎蛋白(AFP)、癌胚抗原(CEA)、神经元特异性烯醇化酶(NSE)、激素、前列腺特异性抗原(PSA)、黏蛋白、糖蛋白、糖类抗原(CA)、癌基因及其产物、多胺类等;②患者机体对肿瘤细胞生长反应性产生,如血清铁蛋白、免疫复合物、急性时相反应蛋白、同工酶、白细胞介素受体、肿瘤坏死因子等。常见的肿瘤标志物如下。

1. AFP:AFP 是肝细胞和生殖细胞肿瘤的标志物,是原发性肝癌最灵敏、最特异的一种指标。AFP 显著升高一般提示原发性肝癌,但未发现与肿瘤大小、恶性程度有相关性。AFP 中度升高常见于酒精性肝硬化、急性肝炎等。AFP 可用于肝癌的诊断、疗效预后监测,但阴性并不能排除原发性肝癌。AFP 还有助于睾丸癌、胃癌、卵巢癌、胚胎瘤的鉴别诊断。

2. CEA:CEA 是乳腺癌、肺癌、胃癌、结直肠癌、胰腺癌、胆道肿瘤等诊断和治疗的指标,有助于检测肿瘤的复发,判断预后。

3. 糖类抗原 125(CA125):CA125 是上皮性卵巢癌的主要标志物,常用于监控已诊断为卵巢癌的患者,监测治疗效果及预后。CA125 升高还可见于子宫内膜癌、乳腺癌、胃肠道肿瘤等。

4. 糖类抗原 153(CA153):CA153 是检测乳腺癌患者特别是癌转移情况的重要指标,其水平异常升高提示乳腺癌的局部或全身复发。CA153 升高还可见于肺癌、卵巢癌、胰腺癌、结直肠癌等。

5. 糖类抗原 72-4(CA72-4):CA72-4 升高可见于胃肠道肿瘤、卵巢癌、肺癌、胰腺癌、肝硬化、肺病、卵巢良性疾病等。

6. 糖类抗原 19-9(CA19-9):CA19-9 是胰腺癌敏感标志物,有助于胰腺癌的鉴别诊断和病情监测。部分卵巢癌、淋巴瘤、肺癌、胃癌、食管癌和乳腺癌患者的 CA19-9 也升高。

7. NSE：NSE 是检测小细胞肺癌的首选标志物。神经母细胞瘤、支气管癌、精原细胞瘤、良性肺病和中枢神经系统疾病的 NSE 也可升高。

▶ 肿瘤标志物检查适合哪些人群？

肿瘤标志物是否适用于所有人群尚有争议，但对于以下五类人群提倡进行肿瘤标志物检测，以达到肿瘤预警或是预后判断的目的。①有癌症家族遗传因素的人群，如家庭中的母亲和（或）姐妹得过乳腺癌的女性，其患乳腺癌的风险比没有家族史的人要高得多。②具有慢性病史、病毒感染等因素的人群，如 80% 的肝癌患者有乙型肝炎病史，长期患胃病的人属于胃癌的高危人群。此外，感染幽门螺杆菌（Hp）、人乳头瘤病毒（HPV）、EB 病毒（EBV）分别与胃癌、宫颈癌和鼻咽癌发病相关。③有高危职业因素的人群，如果工作中经常接触放射性物质、有毒物质或者工作环境污染严重，更容易罹患癌症。此外，有长期不良生活习惯的人，如吸烟，也属于癌症的高危人群。④身体出现了"癌症信号"者。⑤癌症患者，其行肿瘤标志物检测用于判断预后和转归、评价治疗效果、随访观察、监测复发等。

▶ 健康体检可检查哪些肿瘤标志物？

健康体检可针对我国发病率相对较高的肿瘤，如肺癌、乳腺癌、胃癌、结直肠癌等，选择一些特异性的肿瘤标志物，结合一些肿瘤相关度高的肿瘤标志物，以达到筛查的目的，但应用这些标志物的前提是要对这些肿瘤标志物有较为清楚的认识。常见、通用的肿瘤标志物如下。

1. AFP 及异质体、异常凝血酶原（PIVKA-Ⅱ）：AFP 在胎儿时期存在，出生后下降，肝细胞发生癌变后明显升高，是诊断肝癌的常用指标，其诊断肝癌的阳性率可达 70%~90%，特异性较好。此外，孕妇可一过性升高，慢性肝炎及肝硬化患者血清中也可中等程度升高，需要综合判断。

然而,有30%~40%的肝癌患者AFP为阴性,部分肝癌患者的AFP呈低浓度持续阳性,AFP异质体有助于原发性肝癌和良性肝病的鉴别诊断;PIVKA-Ⅱ在部分AFP阴性的患者中呈阳性,因此,联合检测可显著提高肝细胞癌(HCC)的阳性诊断率。

2. CEA:CEA升高主要见于结直肠癌,但也见于胰腺癌、乳腺癌、肺癌等腺癌患者,其表达不具备器官特异性。因此,CEA作为诊断指标意义并不大,但持续性升高应密切监测,必要时选择胃肠镜、钼靶、PET-CT等进行明确诊断。另外,已经明确诊断者定期进行检测可有助于分析疗效、判断预后和监测复发。

3. CA125:卵巢癌的CA125敏感性高,但特异性不高,因为它也存在于乳腺癌、肺癌、良恶性胸腹腔积液中。CA125与肿瘤复发有关,因此有助于随访病情。

4. CA153:CA153存在于多种腺癌细胞中,如乳腺癌、肺腺癌、卵巢癌、胰腺癌等。对乳腺癌的相关性较高,因此主要用于判断乳腺癌的进展和转移、监测治疗和复发。

5. CA19-9:CA19-9没有器官特异性,在多种腺癌中均会升高,其中以胰腺的敏感性较高,是胰腺癌的较可靠标志物。CA19-9与CEA联合检测还可鉴别胆结石和胆囊癌。

6. 前列腺特异性抗原(PSA):PSA是前列腺癌较特异的标志,用于诊断前列腺癌。在利用PSA时,要注意检测游离PSA(f-PSA)和结合PSA(C-PSA),因为前列腺增生者78%为C-PSA。

▪▶ 肿瘤标志物需要多久检查1次?

肿瘤标志物的检测次数要依具体的用途和目的来定,有的是用于肿瘤筛查,而有的则用于监测肿瘤复发。

1. 健康人群:建议40岁以上人群应尽可能每年做1次有关肿瘤标志物的检测,以做到"早发现、早诊断、早治疗"。

2. 肿瘤患者随访监测:应在术后或放化疗结束后第6周开始第1

次复查，治疗结束后 3 年内每 3 个月复查 1 次，3~5 年间每半年复查 1 次，5~7 年间每年复查 1 次；期间如有升高，可在 1 个月内再复查 1 次，两项升高确证，即有癌症复发或转移，此时追加治疗将有助于延长患者的生存期。

怎样合理选择肿瘤标志物？

现今发现的几乎所有肿瘤标志物并不理想，通常一个肿瘤标志物会在几种不同肿瘤中存在，同样某一种肿瘤会与好几个肿瘤标志物有关。临床上往往会建立针对不同肿瘤各自的标志物组合。如胃肠道肿瘤筛查项目包括 CEA、CA19-9、CA242、CA72-4 等。肺癌筛查项目包括细胞角质蛋白 19 片段抗原 21-1（CYFRA21-1，非小细胞肺癌的指标）、神经元特异性烯醇化酶（NSE，小细胞肺癌的指标）、CEA 等。然而，肿瘤标志物测定成本比较高，其结果对临床导向性和对患者心理的影响都很大，因此合理使用非常重要。为使肿瘤标志物用得恰到好处，首先应当确定正确的使用方向，即主要用于评估疗效和监测病情，而不是健康人群的广泛筛查。在监测过程中，只要选择一个阳性指标即可。当然还要选择可靠的测定方法，并注意标本的采集和保存。

为什么要选择肿瘤标志物组合？

肿瘤标志物与肿瘤并非一一对应，因为同一肿瘤可含有一种或多种肿瘤标志物，不同肿瘤或同种肿瘤的不同组织类型可有共同的肿瘤标志物，也有不同的肿瘤标志物，因此，临床上采用肿瘤标志物的组合来提高检测敏感性。常见的肿瘤标志物相关的肿瘤及影响因素列举如下。

（1）AFP 主要相关肿瘤有肝细胞癌和生殖细胞瘤。其他相关肿瘤包括胚胎瘤、卵巢畸胎瘤、胃癌、胆管癌、胰腺癌等。其他影响因素：良性疾病，如肝炎、肝硬化、肠炎及遗传性酪氨酸血症等也会升高；怀孕时也可一时性升高。

（2）CEA 是广谱的肿瘤标志物。主要相关肿瘤包括肺癌、结直肠癌、胰腺癌、胃癌、乳腺癌、甲状腺髓样癌等。其他影响因素:吸烟者假阳性较多,妊娠期女性,以及心血管疾病、糖尿病、非特异性结肠炎等疾病患者中有 15%~53% 的 CEA 也会升高。

（3）CA242 主要相关肿瘤有胰腺癌、胃癌、结直肠癌。其他相关肿瘤有肝癌、食管癌、肺癌。其他影响因素有良性胃肠疾病,如胰腺炎、肝炎、肝硬化会有所升高。

（4）CA125 主要相关肿瘤为卵巢癌。其他相关肿瘤包括肺癌、胰腺癌、乳腺癌、肝癌、胃肠道恶性肿瘤、子宫癌。其他影响因素:女性盆腔炎、子宫内膜异位症、行经期、卵巢囊肿、子宫肌瘤、慢性肝炎、胰腺炎、胆囊炎、肺炎等患者的 CA125 也会升高。

（5）CA19-9 主要相关肿瘤为胰腺癌、胃癌、结直肠癌。其他相关肿瘤包括肝癌、胆囊癌、胆管癌等。其他影响因素:很多消化系统良性疾病的患者中 CA19-9 也有升高,据报道,有近 10% 的胰腺炎患者的 CA19-9 有中等程度升高。

（6）CA153 是乳腺癌的首选标志物。其他相关肿瘤,如肺癌、卵巢癌、肺腺癌、结直肠癌等均可升高。其他影响因素:良性乳腺疾患、子宫内膜异位症、卵巢囊肿等患者的 CA153 也可超过正常值。

（7）CA72-4 是胃癌的最佳肿瘤标志物之一。其他相关肿瘤,如胃肠道肿瘤、乳腺癌、肺癌、卵巢癌等也有不同的 CA72-4 检出率。其他影响因素:良性疾病对 CA72-4 的影响较小。

（8）CA50 主要相关肿瘤有胰腺癌和结直肠癌。其他相关肿瘤包括胃癌、胆囊癌、肝癌、肺癌、乳腺癌。其他影响因素:萎缩性胃炎、胰腺炎、结肠炎和肺炎发病时,CA50 也会升高。

（9）NSE 主要相关肿瘤为小细胞肺癌。其他相关肿瘤包括肺腺癌、大细胞肺癌、神经系统癌。其他影响因素:如发生溶血或者采血后停滞时间过长,在分离血浆、血清或离心不当使细胞破坏,均可导致 NSE 升高。

（10）CYFRA21-1 主要相关肿瘤为肺鳞癌、宫颈癌、食管癌。其他相关肿瘤有膀胱癌、鼻咽癌、卵巢癌、胃肠道肿瘤。其他影响因素:肝炎、胰腺炎、肺炎、前列腺增生 CYFRA21-1 也可有一定的升高。

（11）f-PSA 主要相关肿瘤为前列腺癌。其他相关肿瘤包括某些妇科肿瘤和乳腺癌。其他影响因素:前列腺增生也会引起 f-PSA 升高。

（12）总 PSA(t-PSA)主要相关肿瘤为前列腺癌。其他相关肿瘤包括某些妇科肿瘤、多囊卵巢综合征、乳腺癌。其他影响因素:前列腺炎、前列腺肥大也会引起 t-PSA 升高。

（13）Free β-HCG 主要相关肿瘤为妇科肿瘤和非精原性睾丸癌。其他相关肿瘤有乳腺癌、精原性睾丸癌、肺癌、肝癌等。其他影响因素:如子宫内膜异位症、卵巢囊肿等非肿瘤状态,肺炎、前列腺增生时,Free β-HCG 含量也会有所升高。

（14）SCCA 主要相关肿瘤为宫颈鳞癌。其他相关肿瘤有肺鳞癌、头颈部鳞癌、食管癌、外阴部鳞癌等。其他影响因素:肝炎、肝硬化、肺炎、结核病患者的 SCCA 值也会有所升高。

（15）β$_2$-微球蛋白(β$_2$-MG)为恶性肿瘤辅助性标志物,慢性淋巴细胞白血病、淋巴细胞肉瘤、多发性骨髓瘤等尤为明显。其他相关肿瘤,如肺癌、乳腺癌、胃肠道肿瘤及宫颈癌中也可见升高。其他影响因素:肾衰竭、多种血液系统疾病及炎症时 β$_2$-MG 会升高,而且在多种疾病中均可升高, 故应排除由于某些炎性疾病或肾小球滤过功能减低所致的血清 β$_2$-MG 升高。

▶ 为什么要检查肿瘤标志物?

普通体检无法完全代替肿瘤标志物检测, 甚至有可能错过肿瘤早期诊断和治疗的最佳机会。因为普通健康检查的对象是心、肝、肾、血糖、血脂、血压等,掌握人体的一般状况,对高血压、糖尿病等慢性基础病变有较好的筛查作用,但不能及时发现早期癌症。我们知道,早期诊断是治愈肿瘤的关键,而有些肿瘤标志物的升高往往早于临床症状的出现,因此,肿瘤标志物检测对毫无症状的健康人群来说,除了可以筛查早期癌症外,还会检查、评估一些增加癌症发病概率的功能变化,有助于早期发现肿瘤迹象,早诊断、早治疗,从而提高疗效。肿瘤标志物有利于区分肿瘤的性质及生物特性。当患者超声或胸片检查发现体内肿块占位,可通过检测肿瘤标志物在血中的情况,来帮助鉴别良恶性。当患者有乙型肝炎病史,体检查出肿瘤标志物 AFP 轻度升高,随访 AFP 仍每月持续升高,可高度怀疑为原发性肝癌,建议行进一步影像学检查或穿刺病理学检查。此外,肿瘤标志物初次检测的基础水平也间接反映了肿瘤的生物学特性,基础指标越高,说明肿瘤负荷越大,发展迅速,分泌到血中的肿瘤标志物越多,预后越差。肿瘤标志物有利于疗效观察和预后判断,是临床肿瘤医生最青睐的应用。肿瘤患者经治疗后,肿瘤标志物的升降与患者的疗效和预后有良好的相关性。术前肿瘤标志物升高,术后下降,说明手术成功;术后下降,一段时间后又持续升高,提示肿瘤的复发或转移。而且肿瘤标志物特别敏感,这种提示往往早于临床症状出现前数月。所以医生往往要求患者定期随访肿瘤标志物的变化情况,以便及时了解患者的病情发展,及早采取干预措施。同样,肿瘤患者化学治疗后肿瘤标志物下降说明化学治疗有效;治疗后肿瘤标志物继续升高,则应更换化疗方案;如果更换化疗方案后肿瘤标志物仍持续升高,往往说明肿瘤对常规化疗药物已产生耐药性,预示着肿瘤的复发或转移。

▣▶ 肿瘤标志物检查要注意什么?

肿瘤标志物类别繁多,血液肿瘤标志物检查一般要求患者空腹,因为饮食因素会影响结果,造成假阳性,影响正确诊断。尽量做到以下几方面。

（1）抽血前一天不吃过于油腻的高蛋白食物,避免大量饮酒,因为血液中的乙醇成分会直接影响检验结果。

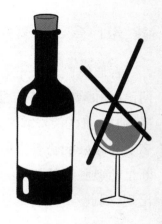

（2）体检前一天20时以后，应开始禁食12小时，以免影响检测结果。

（3）抽血时应放松，避免因恐惧造成血管的收缩，增加采血的难度。

▮▶ 肿瘤标志物可用于肿瘤诊断吗？

虽然肿瘤标志物检查已广泛应用于临床，但其特异性和准确性并不足以代替病理学检查作为肿瘤诊断的金标准。因为肿瘤标志物检测呈阳性不一定是肿瘤，而仅仅是一种提示和信号，需要结合患者的病史、症状、体检及影像学检查来综合判断。同时，肿瘤标志物检测呈阴性不一定就能排除肿瘤，因其检测存在假阳性或假阴性，如某些良性疾病、某些生理变化（如妊娠和月经），以及红斑狼疮、肾小球肾炎等自身免疫性疾病，肿瘤标志物多呈阳性反应。如果产生肿瘤标志物的肿瘤细胞数目少或者肿瘤组织本身血液循环差，其产生的肿瘤标志物不能分泌到外周血中，检测结果有可能出现假阴性，如10%~20%的原发性肝癌患者肿瘤标志物AFP检测始终为阴性，或测定值升高不显著；宫颈癌早期患者中也只有30%~50%的人会查出肿瘤标志物CA125升高。

▮▶ 肿瘤标志物升高就是癌症吗？

肿瘤标志物检测只能发现"嫌疑犯"而不能"定罪"！肿瘤标志物有多种来源，它并非肿瘤的绝对特异性产物，换句话说，人体内正常细胞也会产生肿瘤标志物，因此，肿瘤标志物不作为确认癌症的证据。癌症的确认必须以组织病理切片检查为依据（这仍是目前唯一确诊癌症的依据），大多是手术切除下的肿瘤或已被怀疑罹患癌症的患者才进行病理切片检查。事实上，癌症若能早期发现，治愈率极高。偏偏早期的癌症并无明显症状，很难自我发现，因此，往往错过最佳治疗时机，造成无法挽回的遗憾。而组织切片是高侵犯性的行为，不可能将它应用在健康检查方面，因此，利用血液肿瘤标志物的检测，筛检出癌症的高危人群，再做进一步的检查与确认，不失为一种早期发现癌症的好方法。但必须对肿瘤标志物有正确的认识。以下有几类情况要特别重视。

（1）单次检查升高特别明显，数倍于正常值的上限。

（2）反复检查，数值动态持续升高。

（3）有家族性遗传史，检查时肿瘤标志物升高。

前两种情况应先查该标志物最常见的某种疾病，如 CA72-4 升高可先查看有无胃肠道疾病，若胃肠道没有异常，还需检查肝、食管、乳腺、妇科等。有家族性遗传史者如出现肿瘤标志物升高，即便没有症状和体征，也必须复查和随访。对于 60 岁以上、有家族性遗传史、长期慢性乙型肝炎或肿瘤高发的高危人群都要进行肿瘤标志物筛查。

▮▮▶ 单项肿瘤标志物指标异常能确诊癌症吗？

肿瘤标志物升高可能是多方面原因导致的。许多良性急病、炎症、生理、药物及不良生活习惯等都可导致假阳性结果。如 AFP，除原发性肝癌外，妊娠、活动性肝炎和生殖系统肿瘤等都可能出现升高的情况；因检测样本质量、检测仪器或试剂的不同，有时也会有假阳性现象的出现，具体情况要结合临床来确定。因此，肿瘤标志物升高不一定就是得了癌症。但我们要注意异常标志物的动态变化，结合医生的临床判断进行定期的随访。

▮▮▶ 体检发现肿瘤标志物异常后应该怎么办？

体检发现肿瘤标志物异常后，应在一段时间内及时复查，复查的同时还应排除良性疾病、炎症、生理、药物及不良生活习惯等导致的假阳性结果。若复查结果为阴性，后期注意定期复查即可。若复查结果为阳性，则分为下述两种情况。

（1）轻度异常时，后期需进行动态监测，若结果出现进行性升高，则提示恶性肿瘤概率相对较高，应进行影像学和细胞病理学检查。

（2）多指标持续升高，提示恶性肿瘤概率相对较高，应进行影像学和细胞病理学检查。

综合以上,肿瘤标志物虽然不是肿瘤诊断的金标准,但在肿瘤辅助诊断、治疗效果及预后判断方面都有着明确的临床意义,因此,对于肿瘤标志物应当有一个正确的客观的认识。

▶ 体检中的肿瘤标志物是否非查不可?

国际医学检验学领域最权威的学术组织——美国全国临床生物化学学会(NACB)于 2008 年和 2010 年分别制定了睾丸癌、前列腺癌、直肠癌、乳腺癌、卵巢癌、肝癌、膀胱癌、宫颈癌和胃癌的肿瘤标志物使用指南。这些指南都明确指出,肿瘤标志物不适用于普通人群的肿瘤筛查。因此,体检中的肿瘤标志物并非必选项目,要根据个人情况来定。但对于一些有高危因素的人群来说,有必要进行肿瘤标志物的定期随访检测。

▶ 肿瘤标志物按属性分为哪几类?

肿瘤标志物种类繁多,依其标志物本身的属性可进行以下分类。

1. 癌胚蛋白:这类蛋白是在个体发育中,只在胚胎时期表达,在正常成年人中这些蛋白不表达或表达很低。而发生癌变时,这些基因被激活,重新分泌胚胎时期特有的蛋白,故称为癌胚蛋白。

(1)AFP:正常成人血清中 AFP 的含量为 5.8μg/L 以下,男性略高于女性。AFP 由卵黄囊及胚胎肝脏产生,在妊娠 5 个月时达高峰,出生后下降。胎儿出生后 1 年,血清 AFP 应降至正常成年人水平。AFP 是原发性肝癌的最灵敏、最特异的肿瘤标志物,血清 AFP 测定结果 >500μg/L 或含量不断升高者应高度警惕。

(2)CEA:CEA 为存在于结直肠癌及胚胎结肠黏膜上皮细胞的一种糖蛋白。由胎儿胃肠道上皮组织、胰和肝的细胞所合成,通常在妊娠前 6 个月内 CEA 含量增高,出生后血清中 CEA 含量已很低,健康成年人血清中 CEA 浓度小于 2.5μg/L。胃肠道肿瘤时,因细胞极性消失,CEA 反流入淋巴或血液而使血清 CEA 升高,当 CEA 高于 20μg/L 时,则意味着可能有胃肠道肿瘤。

（3）胰胚胎抗原（POA）:POA 是一种糖蛋白,在正常人群血清中 <7U/mL。胰腺癌的 POA 阳性率为 95%,其血清含量 >20U/mL;当患肝癌、结直肠癌、胃癌等恶性肿瘤时,POA 也会升高,但阳性率较低。

2. 肿瘤抗原（CA）:CA 是肿瘤细胞膜的结构成分,各不相同,为糖蛋白或糖脂,也叫糖类抗原（carbohydrate antigen,CA）。这类抗原是用单克隆抗体技术从肿瘤细胞系（株）中鉴定出来的,所以在特定肿瘤的诊断方面具有较高的准确性。

（1）CA153:CA153 由分泌性上皮细胞（如乳腺、肺、胃肠道、子宫）分泌,正常人排泄物中也可检出。此抗原虽然没有器官和肿瘤特异性,在乳腺癌、肺癌、前列腺癌、卵巢癌和胃肠道肿瘤中指标均有升高（>30U/mL）,但可作为检测乳腺癌患者术后复发的最佳指标。在其他乳腺疾病和部分孕妇（约 8%）中 CA153 也有升高。

（2）CA19-9:CA19-9 是一种糖脂, 正常人血清中 CA19-9 <37U/mL,85%~95%的胰腺癌患者该项指标较高。手术切除肿瘤后,CA19-9浓度会下降,如再上升,则可表示复发。结直肠癌、胆囊癌、胆管癌、肝癌和胃癌的 CA19-9 阳性率也会很高,若同时检测 CEA 和 AFP,可进一步提高阳性检测率。

（3）CA125:CA125 是上皮性卵巢癌和子宫内膜癌的标志物, 正常人血清中 <35U/mL。胰腺癌、肝癌、乳腺癌、子宫内膜炎、急性胰腺炎、腹膜炎、肝炎、肝硬化腹水也可使 CA125 升高。CA125 升高还与肿瘤复发有关。

（4）CA50:CA50 抗原决定簇为唾液酸 Lea 血型物质与唾液酸 –N–四氧神经酰胺。正常人血清 CA50 浓度 <20μg/L。一般认为,CA50 主要是胰腺癌和结直肠癌的标志物。

（5）PSA:PSA 是一种丝氨酸蛋白酶,为糖蛋白,发现于前列腺和精浆提取物,是前列腺癌的特异性标志物。正常男性 PSA 含量 <2.5μg/L。

3. 酶类:肿瘤状态时,机体的某些酶活力或同工酶谱将发生改变,因此,检测血清中某些酶的活性是否异常或同工酶谱是否发生改变,也是肿瘤诊断的重要途径之一。

(1)前列腺酸性磷酸酶(PAP):酸性磷酸酶是溶酶体的标志酶,前列腺组织中其活性较其他组织高 100~1000 倍。未转移的前列腺癌 PAP 正常或轻度上升。已转移的前列腺癌患者血清中,PAP 活力增加,可达正常值的几十倍。但前列腺肥大、胃癌、结直肠癌、乳腺癌、甲状腺癌、肾癌、卵巢癌、霍奇金病、多发性骨髓瘤患者的血清中酸性磷酸酶也可有中度升高。

(2)乳酸脱氢酶(LDH):LDH 的总活性在肿瘤患者血清中升高,但许多疾病如心肌梗死、感染和恶性贫血均可见 LDH 升高,而在恶性淋巴瘤、白血病、卵巢癌患者的血清中异常增高。经治疗病情好转时 LDH 下降,复发时又上升。LDH 有 5 种同工酶。在恶性肿瘤时,LDH4 和 LDH5 升高,而 LDH1 和 LDH2 相对下降。原发性肝癌时,LDH5>LDH4,而继发性肝癌时,则 LDH4>LDH5。

(3)α-L-岩藻糖苷酶(AFU):AFU 是一种溶酶体酸性水解酶,也是原发性肝癌的一种新的诊断标志物,广泛分布于人体组织细胞、血液和体液中,参与体内糖蛋白、糖脂和寡糖的代谢。原发性肝癌患者血清 A-FU 活力显著高于其他疾患(包括良恶性肿瘤)。

(4)碱性磷酸酶(ALP):ALP 为糖蛋白,在肝、骨和胎盘组织中合成,是检测原发性骨癌和肿瘤向肝/骨迁移的标志物。

(5)γ-谷氨酰转肽酶(γ-GT):γ-GT 是细胞膜上的糖蛋白,用 4%~30%聚丙烯酰胺梯度凝胶电泳可将血清 γ-GT 分成 12~13 条酶带。自阳极起其中 Ⅰ'、Ⅱ 及 Ⅱ'酶带为原发性肝癌所特有,对 AFP 阴性肝癌的诊断有一定的参考价值。

(6)NSE:烯醇化酶是糖酵解的关键酶,有 5 种同工酶,NSE 为神经元和神经内分泌组织特有,是神经母细胞瘤和小细胞肺癌的标志物。

（7）谷胱甘肽 S-转移酶（GST）：GST 有 3 种同工酶（α、μ、π），其中 GST-π 可作为胃肠道恶性肿瘤的标志物。

（8）端粒酶：端粒酶是一种反转录酶，可修补端粒序列。在正常机体中除少数干细胞和生殖细胞外，体细胞中端粒酶均处于失活状态，但几乎在所有肿瘤细胞中均可检测到此酶的活性，因此可作为肿瘤标志物。

4. 激素类：非内分泌癌组织中出现激素样物质，称为异位激素。内分泌腺癌使分泌的激素增加，称为原位激素异常。这两种情况均可作为肿瘤诊断的依据。

（1）降钙素（CT）：CT 是 32 个氨基酸组成的多肽激素。甲状腺髓样癌、肺腺癌及小细胞肺癌的患者，血清 CT 明显升高。血清 CT 过高应高度警惕早期肺癌的可能。乳腺癌、肝癌、肾癌、前列腺癌、胰腺癌、上颌窦癌、膀胱癌等亦可见 CT 升高。某些良性疾病，如甲状腺功能亢进、变形性骨炎和肺病亦可发现 CT 升高。

（2）人绒毛膜促性腺激素（HCG）：HCG 是由胎盘滋养层细胞所分泌的一类糖蛋白类激素。在妊娠和患绒毛膜上皮癌时，HCG 明显升高。患乳腺癌、睾丸癌、卵巢癌时 HCG 也会升高。子宫内膜异位症、卵巢囊肿等非肿瘤状态时，HCG 也会升高。

5. 血浆蛋白质类：蛋白质肿瘤标志物是最早发现的标志物，如 β_2-MG、免疫球蛋白。一般来讲，这类标志物特异性稍差，但检测方法相对比较容易，常作为常规检测项目。

（1）β_2-MG：β_2-MG 在大多数有核细胞表面表达，是人类白细胞抗原（HLA）的轻链部分。临床上多用于证实淋巴系统肿瘤，如白血病、淋巴瘤、多发性骨髓瘤。其水平与肿瘤细胞数量、生长速率、预后及疾病活动性有关。

（2）铁蛋白（Fer）：Fer 是一种铁结合蛋白，存在于各组织，病理状态下释放入血液中，不是肿瘤特异性标志。在多种癌症患者血液中，均有不向程度的阳性率，肝癌患者的阳性率为 70% 以上，所以可辅助诊断肝癌。此外，在进展性乳腺癌患者中，Fer 水平也有显著升高，且与病程有关。

（3）本周蛋白（BJP）：BJP 为单克隆游离免疫球蛋白轻链（病理状态下，轻链合成过多，则游离于血清中）。BJP 是多发性骨髓瘤的典型标志物。

6. 癌基因产物类：癌基因的激活和抑癌基因的变异可使正常细胞发生恶变，导致肿瘤的发生。因此，癌基因表达的蛋白可作为肿瘤标志物，如 ras 基因蛋白、myc 基因蛋白、p53 抑癌基因蛋白等。

7. 其他肿瘤标志物：如易感基因、肿瘤细胞分子靶标和 microRNA 检测等，在不同肿瘤中的诊断及预后价值已成为关注的热点。

在肿瘤诊断中，临床上往往将多种肿瘤标志物进行组合使用。常见肿瘤标志物组合如下：肺癌有 CEA、CA153、SCC、CYFRA21-1、胃泌素释放肽前体（ProGRP）、NSE 等；胃癌有 CA72-4、CA19-9、CEA 等；结直肠癌有 CEA、CA242、CA19-9 联合，内皮细胞特异分子-1（ESM-1）等；肝癌有 AFP、高尔基体蛋白 73（GP73）、CK19、PIVKA-Ⅱ等。

▶ 肿瘤标志物按来源分为哪几类？

肿瘤标志物是与肿瘤相关的物质，其产生的途径多种多样。具体有以下几类。

（1）肿瘤细胞的代谢产物，如糖酵解产物、组织多肽抗原、核酸分解产物。

（2）分化紊乱的细胞基因产物，如异位的 ACTH 片段、AFP、CEA、胎儿同工酶。

（3）肿瘤细胞坏死崩解释放入血液循环的物质，主要是某些细胞骨架蛋白成分，如 CYFRA21-1、多胺类物质。

（4）肿瘤宿主细胞的细胞反应性产物，如 VCA-IgA、EA-IgA 等。

▶ 肿瘤标志物按临床意义分为哪几类？

（1）肿瘤诊断与鉴别诊断，如 CYFRA21-1 是肺鳞癌辅助诊断的首选标志物,敏感性为 76.5%,诊断非小细胞肺癌的特异性为 87%。

（2）用于疗效判断和复发监测的肿瘤标志物, 如 CEA 是多种肿瘤转移、复发的标志物。

（3）肿瘤普查、筛选项目的应用,有些有较高敏感性和特异性、重复性好、经济实用的肿瘤标志物,如 AFP 和 PSA 可作为高危人群的筛查指标。

（4）用于预后评估的肿瘤标志物,如抑癌基因 p53 的产物,阳性率与肺鳞癌术后生存相关,CA125 可作为肺癌预后的独立标志物。

▮▶ 妊娠、吸烟、饮酒等会引起肿瘤标志物升高吗?

生活中具有烟酒嗜好的人群不在少数, 还有孕妇这一类特殊人群,那么这些人在行肿瘤标志物筛查时会出现结果升高的情况吗? 事实上,肿瘤标志物的升高并不一定就是有肿瘤细胞的存在,正常的人体细胞在不同的发育阶段也会出现肿瘤标志物的产物。如常用于筛查原发性肝癌的 AFP,是来自胚胎的肝细胞,正常成年人含量甚微,但如果是孕妇的话,胎儿肝细胞分泌的 AFP 就会使检测结果高于其他正常成年人水平。但有个界限,其临床测定值在 400ng/mL 以下时,属正常现象,无须给予特殊治疗。如果孕妇伴有慢性肝炎、肝硬化、肝癌等疾病,且 AFP 的测定值超过 400ng/mL,特别是在 800ng/mL 以上时,提示病情严重的可能性大,应及时通过进一步相关的临床检查,进行针对性治疗。同样,烟酒等外界物质对机体的长期刺激也会引起肿瘤标志物的升高。有研究证实,吸烟时间越长,血清中的 CEA 升高越明显,增加了肺癌的发病率,因此,建议大剂量的高烟龄吸烟者应定期检测血清 CEA 值,如果超过正常范围,应减量吸烟或戒烟以减少癌症的发病率。同理,经常饮酒者也可出现肿瘤标志物 AFP 的升高。大量饮酒可损伤肝细胞,在肝

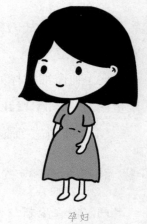

孕妇

细胞损伤修复过程中就可能出现 AFP 的升高,而且长期饮酒也是引起肝癌的一个主要诱因。

▶▶ 哪些属于肿瘤高危人群且需要做肿瘤标志物检查?

所谓的肿瘤高危人群是指那些容易发生肿瘤的高度危险的人群。这些人群主要与年龄、性别、所处的外界环境、家族遗传及自身的一些疾病有关,不同的人群所易患的肿瘤类型也不尽相同。通常随着年龄的增长,肿瘤发病率也会上升,老年人发生癌症的概率明显比年轻人高。从性别来说,男性的恶性肿瘤发病率较女性高,但在不同年龄段也各有特点,15~50 岁之间女性发病率较高,50 岁以后男性发病率又超过女性。在男性中,肺癌、食管癌发病率明显高于女性,而在女性中,乳腺癌、宫颈癌常常是威胁她们的恶性肿瘤。肿瘤通常没有遗传性,但也有个别肿瘤具有家族遗传性,如在一个家族中出现 Lynch 综合征(遗传性非息肉病性结直肠癌)的患者,其家族中患结直肠癌、子宫内膜癌的概率要远远高于普通人群。还有一部分人群,某些肿瘤的发病率与地域、饮食等存在相关性,如华南鼻咽癌高发区、福建长乐胃癌高发区。所以 45 岁以上、长期有不良生活习惯(如烟酒嗜好)及那些具有家族史的人群就得警惕了。此外,长期具有慢性疾病(如肝炎、肝硬化和胃炎)的患者,都是肿瘤发生的高危人群。在临床实践中,早期的癌症治愈率往往较高,但早期的肿瘤却很难自我发现。因此,通过肿瘤标志物的筛查及进一步的相关检查,可对肿瘤进行早诊断、早治疗。

▶▶ 肿瘤标志物检测正常能排除患肿瘤的可能吗?

肿瘤标志物轻微升高不必过于担忧,但正常也不能排除患肿瘤的可能。凡事没有绝对性,有的肿瘤在早期时,其肿瘤标志物为正常值,等疾病发展到一定程度才会升高。也有的肿瘤自始至终其肿瘤标志物都不会升高。

　　总的来说，肿瘤标志物检测正常说明被检查者患恶性肿瘤的可能性不大，但并不是说绝对没有。如果临床怀疑，一般医生还会建议进一步做 CT 或是其他检查进行再次确认。而且肿瘤标志物对不同人体及不同类型的肿瘤都会有不同的敏感性，目前还没有发现具有 100% 敏感性的标志物。常用的具有较高敏感性及特异性的标志物 AFP 是早期诊断原发性肝癌最敏感、最特异的指标，AFP 显著升高一般提示原发性肝癌。CEA 在胃肠道肿瘤中，如结肠腺癌、胃癌、胰腺癌都具有较高的敏感性，在正常人血液中很难被检测出来。PSA、HCG 等也都具有较高的敏感性及特异性。

▶▶ 肿瘤标志物轻度升高危险吗?

　　肿瘤标志物是肿瘤细胞在生长过程中合成及分泌的一些肽类物质，而且肿瘤细胞的生长速度较快，其代谢产物往往较多，所以我们更容易通过其代谢产物也就是肿瘤标志物来进行检测。但在正常人体的一些组织、细胞也可产生这些标志物，特别是生长活跃的细胞。炎症和良性病变的刺激都可引起肿瘤标志物的升高，如前列腺炎、前列腺增生也会引起前列腺癌标志物的升高，所以在正常人中也会有肿瘤标志物的轻微升高，这时候不要过于惊慌。如果有肿瘤的发生，其标志物往往升高较为明显，甚至是成倍升高，如果不放心，可过段时间复查 1 次，同时结合其他检查手段和医生的临床诊断来进行全面的判断。

▶▶ 联合肿瘤标志物检测能否提高肿瘤诊断的准确性?

　　目前临床上并没有一种百分之百敏感及特异的肿瘤标志物。单一的肿瘤标志物检测很可能错失对早期肿瘤的发现。由于不同的肿瘤或同种肿瘤的不同亚型可有相同的标志物或不同的标志物，而且相当一部分肿瘤标志物特异性不强，具有广谱性。因此，多项肿瘤标志物的联合检查具有较好的互补性，可大大地提高其检测的敏感性，如联合 f-PSA 和 PSA。

f-PSA/PSA 的比值 <25% 者具有高风险的前列腺癌发生率，联合检查检出率高达 95%，比单一的前列腺癌标志物更加敏感及特异。所以合理选择多项敏感性和特异性较好的肿瘤标志物，可提高临床诊断的准确性及早期肿瘤的筛查率。目前已经有多种联合的肿瘤标志物套餐在临床上广为应用。

▮▶ 能用肿瘤标志物来判断肿瘤是原发还是转移吗？

肿瘤标志物除了能用来筛查是否存在肿瘤之外，还可进一步用来鉴别肿瘤是原发还是转移。原发性肝癌与继发性肝癌的临床表现及影像学检查有时非常相似，很难鉴别。但如果用其特异性肿瘤标志物 AFP，就有助于判断是原发还是继发。继发性肝癌是指其他部位的恶性肿瘤转移而来的，AFP 大多为阴性或轻度增高，但其原发部位癌症相关的肿瘤标志物多可见升高。例如来源于结直肠癌的继发性肝癌多有 CEA 的升高，而 AFP 显著升高就往往提示是原发性肝癌。又如，肺腺癌特异性标志物甲状腺转录因子 -1（TTF-1）在病理组织学诊断中常常用来判断是肺的原发性腺癌还是转移癌。肿瘤标志物除了可鉴别肿瘤的来源，还可用来判断肿瘤是否发生转移。例如当前列腺癌患者还未发生转移时，其肿瘤标志物 ACP 常为正常水平或略有升高；一旦发生转移，其标志物往往明显升高；而当手术切除后 ACP 又可下降或恢复至正常水平。可见肿瘤标志物的用途相当广泛。

▮▶ 除了血液，还有其他途径可用来检测肿瘤标志物吗？

一般情况检测肿瘤标志物需要抽血，因为血清最常用来检测肿瘤标志物。但除了血清，还有其他的标本也可进行肿瘤标志物的检测。肿瘤细胞在生长与增殖过程中合成及分泌的产物或是肿瘤细胞直接脱落进入人体的体液中，所以一些体液，如尿液及腹水也可用来进行一些肿瘤标志物的检测。腹水是临床上较为常见的一种体征，除了恶性肿瘤

21

外,某些良性病变如肝硬化、结核性腹膜炎等患者也可出现腹水。其临床诊断难度较大,虽然可对腹水进行细胞学检查,然而其阳性率较低,检查时极易发生误诊、漏诊,敏感性较差。如果用腹水进行肿瘤标志物的检测,将有利于肿瘤的发现和鉴别诊断。有研究发现,腹水对一些肿瘤标志物的敏感性比血清还要高。再者,在临床病理诊断中也常常利用免疫组织化学、流式细胞术、电镜等检查方法对组织进行肿瘤标志物的检测,作为其鉴别诊断、预后疗效判断及提供临床靶向治疗的依据。此外,随着分子生物学技术的发展,在分子水平发现基因结构的改变,以及具有一定生物学功能的基因产物的非正确表达均与肿瘤的发生密切相关,所以检测癌基因、抑癌基因及其产物也属于肿瘤标志物之列。临床上常用的基因检测方法有测序法、荧光定量 PCR、基因芯片等。可见肿瘤标志物检测的方式多种多样,临床上用途十分广泛。

肿瘤标志物升高需要进行治疗吗?

首先,当首次筛查发现具有相关肿瘤标志物升高时就应该警惕,特别是高危人群,这时需要结合病史通过进一步影像学及其他检查全面判定是否有肿瘤。如果确实未发现肿瘤,可不必进行治疗,但需定期随访。其次,应该养成良好的生活习惯,远离致癌物质,戒除烟酒等不良嗜好。再者,如果是有肿瘤病史的患者,肿瘤标志物的升高往往提示复发或转移,这时就应当及时配合临床医生的检查,进行进一步的治疗。

肿瘤治疗过程中肿瘤标志物的升高或下降是否与治疗效果相关?

在肿瘤治疗过程中往往会出现肿瘤标志物的变化,一般治疗效果好的话,肿瘤标志物会下降或恢复正常,所以在治疗过程中发现肿瘤标志物的下降是好事。而当治疗过程中出现肿瘤标志物反常而持续升高时则应当警惕,可能提示肿瘤持续进展,甚至发生远处转移。应及时进行相关影像学检查以排除肿瘤复发或转移。但也有少数患者在治疗过程中出现肿瘤标志物的轻度升高,可能是肿瘤细胞的破坏、死亡引起的暂时性升高。

▌▶ 肿瘤治疗中需要进行肿瘤标志物检测吗?

肿瘤标志物不仅用于筛查,在治疗前检测肿瘤标志物还可用来辅助判断肿瘤分期。如前列腺癌的晚期患者血清 PAP 明显高于早期患者,检测血清 PAP 水平可辅助诊断分期。在治疗中还可帮助了解治疗效果。当肿瘤治疗方案无效,发生进一步发展及转移时,肿瘤标志物就会持续增高,提示治疗效果不明显,此时有必要更改治疗方案。随着个体化治疗的发展,临床上还对乳腺癌 ER、PR、HER2、Ki-67 进行检测,作为分子分型的依据,指导临床治疗及预后的判断;还可对肺癌患者进行 EGFR、KRAS 等基因的检测来选择靶向药物,使患者获更好的治疗效果。

▌▶ 肿瘤标志物能否进行癌种预后的监测?

同一类肿瘤,同一种治疗方式,由于个体的不同,也会出现不同的预后情况。肿瘤标志物常可作为一个判断预后的指标,如肺癌检测中常用到的肿瘤标志物 NSE,这是一种检测小细胞肺癌敏感的肿瘤标志物。如在非小细胞肺癌的治疗过程中,外周血出现 NSE 持续的反常升高,提示肿瘤有可能向小细胞肺癌转化的趋势,常常提示该肿瘤患者的预后较差,生存期较短。又如 ER、PR、HER2 是乳腺癌预后的重要指标, 可根据三者检测的情况分为 Luminal A 型(ER+、PR+、HER2-)、Luminal B 型 (ER+、PR-/ ER-、PR+、HER2-)、HER2 阳性型(ER-、PR-、HER2+)和三阴性(ER-、PR-、HER2-)4 种类型。这 4 种类型的预后情况不同,其中 Luminal A 型乳腺癌预后最好,而三阴性乳腺癌预后最差。所以说肿瘤标志物在肿瘤的预防、诊断、治疗和预后都有不可忽视的作用。

▌▶ 肿瘤精准医疗是什么? 它与肿瘤标志物有关系吗?

"精准医疗"衍生自个体化医疗,是指以个人基因组信息为基础,结合蛋白质组、代谢组等相关内环境信息,为患者量身设计出最佳治疗方案,是一种基于患者"定制"的医疗模式。在这种模式下,医疗的决策、实施等都是针对每个患者的个体特征而制订的,疾病的诊断和治疗是在患者自身遗传、分子或细胞学信息的基础上进行的。个体化医疗所关注的疾病治疗和预防的核心是个体,根据每个患者的个人遗传信息特征制订个体化治疗方案。精准医疗的概念是"个体化医疗"的延伸,是在生物分子基础上的、因人因病而异的、更加精准的个体化医疗,以期达到治疗效果最大化和不良反应最小化的一种定制医疗模式。

要实现肿瘤精准医疗,首先进行基因检测,检测特定的生物标志物,尤其是遗传性标志物,然后结合患者的病史和其他情况进行精准诊断和药物靶向治疗。肿瘤精准医疗是建立在准确检测分子肿瘤标志物上的肿瘤治疗手段。

▓▶ 肿瘤精准医疗能治愈癌症吗?

2006年,世界卫生组织把原来作为"不治之症"的癌症重新定义为可调控、治疗甚至治愈的慢性疾病。肿瘤诊断根据病变范围分为1~4期,不同分期的治疗方法及预后不同。一般来说,早期诊治的患者很可能多活10年及以上,并能像健康人一样工作生活。晚期癌症患者无法治愈,但可控可变为慢性疾病,做到与肿瘤共存。精准医疗可更利于我们早诊治、早治疗,更有针对性地用药,在药物的安全性、有效性及经济性方面都能进行优化。精准医疗让人类向治愈癌症的目标更近了。

▓▶ "滴血查癌"靠谱吗?

罗永章教授带领的清华大学课题组宣布,只需取肺癌患者的一滴血,通过他们研发的检测盒,检测人血浆中热休克蛋白90α(Hsp90α)的含量,即可用于病情监测和治疗效果的评估,全程大约需要2小时即可得知结果。清华大学这项研究被许多媒体冠以"一滴血检测肿瘤"，引起广泛关注，但罗永章教授表示，这一说法很不准确，确切的说法应该是"监测肿瘤"。

人体穿刺活检，取到患者的组织，发现癌细胞，才是肿瘤诊断的唯一金标准。包括 Hsp90α 肿瘤标志物在内，影像学及其他血液检测方式检测的肿瘤标志物都只是肿瘤诊断的辅助手段。通过一些血液肿瘤标志物的检测，的确可以对人体癌变提供指示和判断，可监测肿瘤的进展和预后。但在肿瘤早期诊断方面，这种判断通常需要与传统、经典的检测方法联合应用。因此，血液肿瘤标志物检测有其方便性、时效性等优势，但不可否认其敏感性与特异性还需要临床应用的验证。

▣▶ 什么是肿瘤个体化治疗？

药物遗传学 / 药物基因组学在化疗药物的作用机制等方面的研究取得了突破性进展，发现化疗药物对肿瘤细胞的杀伤效应与特定的一种（一组）基因的表达和（或）多态性显著相关。通过相关基因的检测，预测化疗药物的疗效，选择合适的药物进行个体化化学治疗，已经成为提高疗效、减少无效治疗的合理选择。个体化治疗是根据癌症患者药物遗传学和药物基因组学的特点，采用特异和最佳的化疗药物方案进行化学治疗的方法。个体化治疗可帮助患者选择合适的化疗药物，提高治疗的针对性，最大限度地延长患者的生存期。对于多数患相同疾病的不同患者，治疗方法是用同样的药、标准的剂量，但实际上不同患者在治疗效果、不良反应方面有很大的差异，有时候这种差异甚至是致命的。随着肿瘤基础研究的进展，肿瘤临床的应用型研究也有了崭新的内容。很多癌症可按照分子标准或基因组异常再分类，如非小细胞肺癌，全球诊断的肺癌中 80% 为非小细胞肺癌（与基因突变关系密切），20% 为小细胞肺癌（与吸烟关系密切），且 50% 以上的非小细胞肺癌是在晚期诊断出的（淋巴结受侵或转移）。诊断中基因组分析的利用愈来愈有利于信息的提供，治疗的选择可依据分子或基因组改变，针对不同基因靶点选择靶向治疗药物，更有利于患者获得显著的疗效。靶向药物是用于治疗癌症的药物,它通过与癌症发生、肿瘤生长所必需的特定分子靶点的作用来阻止癌细胞的生长。靶向药物治疗因其具有高度选择性地杀死肿瘤细胞而不杀伤或很少损伤正常细胞的特点,副作用相对较小,有效地改善了患者的生活品质和治疗效果。随着高效、低毒的靶向药物的陆续问世,促进了对恶性肿瘤的治疗向慢性疾病的治疗模式的改变,使肿瘤的根治出现了新的曙光。然而,恰恰由于靶向治疗是为攻击特异性靶分子而设计,所以用药前必须检测患者是否存在对应的靶点,才能发挥其疗效。近年来,肿瘤靶向治疗的进展随着分子生物学技术的发展和对发病机制从细胞、分子水平的进一步认识已经进入了一个全新的时代,这些领域进展很快,在临床取得了很好的效果。根据药物的作用靶点和性质,可将主要分子靶向治疗的药物分为以下几类。

(1)具有靶向性的表皮生长因子受体(EGFR)抑制剂,如吉非替尼、厄洛替尼等。

(2)酪氨酸激酶受体抑制剂,如克唑替尼,靶向分子包括 ALK、肝细胞生长因子受体(HGFR,c-Met)和 RON。易位可促使 ALK 基因引起致癌融合蛋白的表达。ALK 融合蛋白形成可引起基因表达和信号的激活和失调,进而促使表达这些蛋白的肿瘤细胞增殖和存活。

(3)针对某些特定细胞标志物的单克隆抗体,如西妥昔单抗;抗 HER2 的单抗,如曲妥珠单抗。

(4)Bcr-Abl 酪氨酸激酶抑制剂,如伊马替尼和达沙替尼。

(5)血管内皮生长因子受体拮抗剂,如贝伐珠单抗。

(6)抗 CD20 的单抗,如利妥昔单抗。

(7)IGFR-1 激酶抑制剂,如 NVP-AEW541。

(8)mTOR 激酶抑制剂,如 CCI-779。

(9)泛素 - 蛋白酶体抑制剂,如硼替佐米。

(10)其他,如 Aurora 激酶抑制剂、组蛋白去乙酰化酶(HDAC)抑制剂等。

综合以上所述,肿瘤个体化治疗是以检测特定的生物标志物尤其是遗传性标志物为前提,因此,要实现肿瘤个体化治疗或是精准诊断是由肿瘤标志物的研发来驱动的。

▶▶ 肺癌靶向治疗主要检测哪些基因?

目前肺癌主要的靶向药物包括易瑞沙、色瑞替尼、克唑替尼,其针对的靶向基因分别是表皮生长因子受体(EGFR)、间变性淋巴瘤激酶(ALK)及酪氨酸激酶(ROS1),因此,肺癌检测的主要靶向基因有 EGFR、ALK 及 ROS1。

比较	ctDNA	CTC
共性	敏感性高、高频检测、成本低,适用于绝大部分肿瘤	
特性	• 捕获 DNA 片段,只提供基因突变信息 • 基因突变来自原发组织与转移组织,更加综合 • 适用于肿瘤患者及健康人群的肿瘤筛检	• 捕获细胞,可提供蛋白表达、染色体变异、基因变异等多种信息 • 基因信息与肿瘤转移组织类似 • 仅适用于肿瘤转移期患者
发展趋势	同一管血可同时检测 CTC 和 ctDNA,两种检测获得的检测信息可实现互补	

▶▶ 二代测序技术是什么?NGS 能更准确检测肿瘤基因的变化吗?

高通量测序技术又称"下一代"测序技术(NGS)、二代测序技术,以能一次并行对几十万到几百万条 DNA 分子进行序列测定和解读为标志,具有高准确性、高通量、高敏感性及低成本的优势。二代测序技术的诞生可以说是基因组研究领域的里程碑事件,使对人类的转录组和基因组进行细致全面的分析成为可能,更好地解密人类基因组的遗传密码。

与传统方法相比,NGS 技术平台的特点在于可以平行检测多基因、多位点、多种变异形式,而且在同一技术平台检测同类型变异(突变、插入缺失、扩增或融合重排等)中的不同基因或位点时,NGS 检测性能与参数具有高度一致性。在审核方法学和质量控制后,即使不对所有位点进行——验证,也可保证结果的精准、可重复。二代测序技术已广泛应用于临床肿瘤靶向基因分析,特别是肺癌、结直肠癌及乳腺癌靶向基因检测,为精准医疗提供了有力保障。

▶ 液体活检是什么？目前肿瘤液体活检主要包括哪些？

检测血液中的循环肿瘤细胞(CTC)、细胞游离 DNA(cfDNA)、循环肿瘤 DNA(ctDNA)或外泌体等检测方法,称为液体活检。与传统的检测方法相比,液体活检具有损伤小、操作简单、能重复取样等特点,能解决临床取样的难题, 满足对患者高频检测的需求。与组织或穿刺活检比较,成本更低。

肿瘤领域液体活检主要包括 CTC 和 ctDNA 检测。①CTC 是指自发或因诊疗操作由实体瘤或转移灶释放进入外周血的循环肿瘤细胞,是恶性肿瘤患者出现术后复发和远处转移的重要原因, 也是导致肿瘤患者死亡的重要因素。②ctDNA 是人体血液系统中带有的来自肿瘤基因组的 DNA 片段。这些肿瘤 DNA 往往含有肿瘤基因组所特有的基因突变,因此,也可用于患者肿瘤动态及治疗效果的评估,有助于医生制订精准医疗方案。

▶ 循环肿瘤基因是什么？主要有哪些临床应用？

循环肿瘤基因, 即循环肿瘤 DNA（ctDNA）, 是指肿瘤细胞体细胞DNA 经脱落或当细胞凋亡后释放进入循环系统,是一种特征性的肿瘤生物标志。ctDNA 能检测出血液中的肿瘤踪迹。

ctDNA 是一种无细胞状态的胞外 DNA,存在于血液、滑膜液和脑脊液等体液中。主要是由单链或双链 DNA, 以及单链与双链 DNA 的混合物组成,以 DNA 蛋白质复合物或游离 DNA 两种形式存在。它是一种具备广泛应用前景、高敏感性、高特异性的肿瘤标志物,且适用于多种肿瘤。与蛋白类标志物相比,ctDNA 检测很少出现假阳性, 因为

ctDNA 来自肿瘤细胞基因组突变。另外，ctDNA 半衰期短，能准确反映肿瘤当前情况。

应用：①通过血浆游离 ctDNA，能为肿瘤的精准靶向治疗和药效检测提供依据；②血浆游离 ctDNA 是一种新的肿瘤标志物，在诊断、治疗及预后可被定性、定量和追踪。

▍▶ 循环肿瘤细胞是什么？CTC 能用于肿瘤转移和预后的评估吗？

循环肿瘤细胞（CTC）来源于原发肿瘤或转移肿瘤，获得脱离基底膜的能力并通过组织基质进入血管的肿瘤细胞，目前 CTC 是指存在于外周血中的各类肿瘤细胞的统称。大量研究表明，CTC 以不同形态存在于外周血中，既有游离的单个 CTC，也有聚集成团的细胞团（CTM）。肿瘤细胞在进入外周血液循环的过程中会发生上皮 – 间质转变（EMT），故 CTC 存在不同类型，包括上皮细胞表型、间质细胞表型和上皮细胞与间质细胞混合表型。CTM 和间质细胞表型 CTC 具有更强的转移潜能。

对转移肿瘤患者进行预后评估是目前 CTC 临床应用最广泛的领域。恶性肿瘤患者治疗前后的 CTC 类型和数目的变化具有重要的预后提示价值。大量实验证明，CTC 的出现与晚期癌症患者的预后密切相关。CTC 检测作为一种简单的血液检测，可随时获取用于评估患者的预后。

▍▶ 肿瘤标志物能否帮助评估患者复发风险？

肿瘤标志物是由肿瘤细胞生物合成、释放或是机体对肿瘤细胞反应而产生的一类物质，这些物质可存在于肿瘤细胞和组织中，也可进入血液和其他体液中。当肿瘤发生发展时，这些物质明显异常，可利用精密的免疫学分析技术定量检测。肿瘤标志物可评估复发风险，但其受限因素较多，敏感性和特异性都有限，非肿瘤患者的肿瘤标志物也有一定概率超出正常范围。多个标志物联合检测或结合其他诊断方法可提高其敏感性和特异性。

▮▮▶ 外泌体标志物在肿瘤诊断及治疗上有哪些应用及特点？

外泌体是生物体内广泛存在的由各类细胞释放的囊泡小体,被磷脂双分子层包裹,里面含有蛋白和 RNA 等多种成分,在细胞间信息传递中扮演重要角色,具有抗肿瘤免疫、促血管新生等生理功能。在肿瘤的发生发展中起着重要的作用,特别是有携带肿瘤遗传信息、调节肿瘤微环境、促进肿瘤血管生成等效应。

应用:①作为疾病特异性生物标志物检测疾病;②激活免疫反应以增强免疫力;③作为药物的载体,用于靶向治疗等。外泌体最有用的特性之一是它们能穿越屏障,如细胞质膜、血脑屏障,故非常适合递送治疗分子。

(陈燕　崔兆磊　力超　林贤东)

第二章

预防篇

▌▶ 肿瘤标志物为什么能提示肿瘤？

肿瘤标志物是指特征性存在于恶性肿瘤细胞，或由恶性肿瘤细胞异常产生的物质，或是宿主对肿瘤的刺激反应而产生的物质，并能反映肿瘤发生发展及监测肿瘤对治疗反应的一类物质。肿瘤标志物依据其特异性可分为两类。一类是肿瘤特异性标志物。它是由某一种肿瘤产生的特异性物质，这一物质往往是由于肿瘤细胞基因水平及生物学特性发生了变化，因此，与正常细胞有显著的差别，如 PSA 为前列腺癌的特异性标志物，AFP 是原发性肝癌的特异性标志物，这类肿瘤标志物目前还比较少。另一类为肿瘤非特异性标志物。它是一类组织类型相似却是不同类型肿瘤产生的物质，目前在临床应用的大多数肿瘤标志物均属此类。这类标志物在良性肿瘤与正常组织中也可出现，但在肿瘤发生时，其水平明显升高，因为这类标志物没有肿瘤特异性，所以也将其称为广谱性肿瘤标志物。根据肿瘤标志物本身的化学特性可将其分为胚胎抗原类、激素类、糖类抗原类、受体类、酶类、蛋白质类等。总之，由于肿瘤细胞的基因水平有区别，其特异性表现是多样的。此外，肿瘤的异质性很大，因此，标志物的应用也受到了影响。但随着研究的不断深入，有更多的肿瘤标志物会被发现，这些标志物的特点也会逐渐得到全面的认识。目前肿瘤标志物的检测具有重要的临床意义：用于高危人群恶性肿瘤的筛查、肿瘤的辅助诊断及鉴别诊断、预后判断、疗效判断及治疗监测等。

▌▶ 家族中如果有肿瘤患者的人应当做哪些预防？

肿瘤是人类最常见的一种多发病，肿瘤流行病学专家估计人类80%~90%的肿瘤是由环境因素引起的。此外，遗传基因也是重要的决定因素。环境因素包含的内容很多，如致癌物质(化学性、物理性、生物性)和不良生活方式(不良饮食习惯、酗酒、吸烟)等都属于环境因素。此外，一些家族遗传的肿瘤易感基因也是导致家族成员肿瘤易感的重要因素。因此,如果家族中有肿瘤患者,我们应正确面对。从以上两个因素的角度考量肿瘤发病的因素,首先做到的是要对家族所处环境中的一些肿瘤危险因素有正确的认识和全面的了解,如家族中存在的一些不良生活习惯或是居住地环境的污染等致癌因素,发现一些潜在的环境危险因素并进行纠正,要能有效地避免接触致癌物质和改变不良生活方式,从环境角度预防癌症的发生。从遗传角度出发,家族中的肿瘤患者在诊治过程中如果发现有遗传性的基因突变,则要针对基因突变的影响采取有针对性的预防,如进行易感基因突变的检测判断自己是否是携带者、通过与医生及相关领域专家获得一些预防的建议、定期进行一些有针对性的例行体检等,以便及早发现肿瘤。

▮▶ 可以通过检测基因预防肿瘤吗?

肿瘤的发病与很多因素相关,其中环境因素与个体的基因异常是两个主要因素。随着研究的深入,很多肿瘤的诱发因素已被确认,其中一些与肿瘤发病相关的异常基因已被找到,但这种关联只能说是肿瘤发病的重要原因之一,并非肿瘤必然发病。从肿瘤发病的病理进程来看,肿瘤的发生发展往往是一个渐进的过程,这个过程中有很多因素参与其中。基于这些认识,随着基因检测技术的进步,人们可以通过一些先进的检测技术(如荧光定量 PCR、基因芯片、液态生物芯片及微流控技术等)对血液、其他体液或细胞进行 DNA 检测,并分析所含致病基因、疾病易感性基因,从而对个体患病的风险进行评估。利用这些基因检测信息可通过改善自己的生活环境和生活习惯,提早预防或采取有效的干预措施。

▮▶ 原癌基因和抑癌基因每个人都有吗? 我们怎么看待?

原癌基因是细胞内与细胞增殖相关的基因,是维持机体正常生命活动所必需的,在进化上高等保守。当原癌基因的结构或调控区发生变异,基因产物增多或活性增强时,使细胞过度增殖,从而形成肿瘤。抑癌基因也称抗癌基因,是正常细胞中存在的基因,在被激活的情况下它们具有抑制细胞增殖的作用,但在一定情况下被抑制或丢失后可减弱甚至消除抑癌作用。正常情况下,它们对细胞的发育、生长和分化的调节起重要作用。简而言之,原癌基因就是癌基因还没突变的时候,而抑癌基因是抑制原癌基因变成癌基因,二者处于一个平衡的状态,维持着机体的正常生理功能。二者有一个共同点:任何一个发生突变,都有可能发生癌变。一些原癌基因,如 ras 家族、myc 家族、src 家族、sis 家族、myb 家族被发现在肿瘤的发生发展中发挥重要作用。同样,一些抑癌基因,如 Rb、p53、APC、nm23 等的异常也被发现与肿瘤的发生发展相关。

▐▶ 如何预防乳腺癌?

　　根据乳腺癌基因检测的结果,先天性 BRCA1 基因缺陷者的乳腺癌终生患病风险高达 65%, 也就是说可能会得遗传性乳腺癌。现在已证实,遗传性乳腺癌的发生与这些遗传物质上的缺陷是相关的,存在遗传物质缺陷的人容易患乳腺癌,可以这样说,这类乳腺癌就是通过遗传缺陷的传递而传给下一代的。在白种女性中已经发现了这样的遗传缺陷,最常见的为 BRCA1 和 BRCA2 基因的突变, 携带这样缺陷的女性患乳腺癌的风险远远高于一般人群, 所以在乳腺癌高危人群中检测这些遗传缺陷有利于乳腺癌的早期诊断和早期预防。以 BRCA1 和 BRCA2 基因为例,突变携带者的终生患癌风险达 60%~70%。预防乳腺癌最有效的方法是进行乳腺普查, 一般来说, 健康女性进行乳腺钼靶普查的年龄为 40 岁左右, 但由于遗传性乳腺癌具有早发性的特点, 所以这些高度怀疑或明确携带基因突变的健康女性的普查年龄至少需

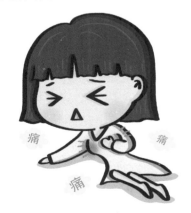

要提前 10 年,一般建议从 25~30 岁开始利用乳腺影像诊断的方法进行普查。另外,由于年轻女性乳腺组织致密,所以应用钼靶普查往往效果不佳,最新研究显示,磁共振成像(MRI)在这类女性的乳腺普查中具有优于钼靶的作用,因此,应用 MRI 对高危女性进行早期普查是非常必要的。

但有研究显示,遗传性乳腺癌在所有乳腺癌中所占的比例为 5%~10%,只占了所有乳腺癌患者中较小的一部分。这就需要大家有正确的防癌意识,及时就医是非常重要的。只有早发现、早预防和早治疗,才能提高遗传性乳腺癌的治愈率。

▮▶ 慢性肝炎能引发肝癌吗? 该如何预防?

慢性肝炎是导致肝癌的重要因素,但这并不是必然。众所周知,导致肝癌的原因主要来源于肝炎病毒。得了慢性乙型肝炎的人总是会过于担心自己的身体健康,经常有忧虑的情绪,怕某一天慢性肝炎转变成了肝癌。就目前我国的医疗水平来说,慢性肝炎已经有了成熟的治疗经验。慢性肝炎患者应该相信科学,积极治疗,并在生活习惯上配合医生,防止慢性肝炎变为肝癌,除了积极的治疗外,生活中还要注意以下几点。

1. 戒烟戒酒:烟草中的尼古丁已经明确是一种致癌物质,尤其对慢性肝炎患者来说,肝脏在肝炎病毒的侵袭下已经产生了一定的损伤,如果此时再加入尼古丁的破坏,那么肝脏很可能发生癌变。酒也是这样,小酌怡情,少量的饮酒能促进血液循环,但如果过量饮酒,乙醇对肝脏细胞的损害是非常大的,肝炎患者应该戒酒。

2. 充分的睡眠:众所周知,熬夜会导致体内激素分泌紊乱,但很多人往往忽略了熬夜对肝脏的损伤。晚上 11 点到凌晨 1 点之间是肝脏进行新陈代谢的活动阶段,如果此时没有进入深睡眠状态会导致肝脏血流不足,不利于肝脏进行物质的合成、转化和分解,可引起机体免疫力下降,慢性肝炎患者更应该注意休息。

3. 良好的饮食习惯:饮食应该多样化,同时保证少摄取油脂类食物

和过度加工的食品,对于那些发霉变质的食
物更应该坚决拒绝。

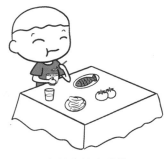

良好的饮食习惯

肝癌来势汹汹,带来的后果非常严重,
肝癌的治疗也是一场与时间赛跑的激烈战
斗。只有及时发现、及时正确治疗才能对抗
病魔。对于慢性肝炎患者来说,更需要配合
医生的治疗,谨记防止慢性肝炎变为肝癌的
三大要点,远离肝癌。

▏▶ 宫颈癌疫苗是不是真的有效?

宫颈癌的发病率高居中国女性肿瘤的第 2 位, 仅次于乳腺癌,有
"红颜杀手"的称号。目前接种 HPV 疫苗是宫颈癌的一级预防手段,欧
美国家和中国港台地区均将 HPV 疫苗作为宫颈癌综合防控的有效手
段。随着宫颈癌疫苗在内地的上市, 女性朋友圈里刮起了一股"疫苗
风",这个话题最近成为女性的掌上新宠。但同时很多人也在纠结,这个
疫苗效果怎么样? 到底有没有必要打? 首先来看看疫苗到底是如何起作
用的。宫颈癌疫苗,标准的说法是 HPV 疫苗,这种疫苗预防的是 HPV 病
毒,从而达到预防的作用。HPV 病毒的基因结构并不是一样的,依据基
因的结构将 HPV 分成很多型,因此,疫苗往往预防这种病毒,而另一个
病毒的危险并不能消除。二价疫苗主要针对 HPV16、18,在所有导致宫
颈癌的 HPV 病毒中, 它们占 70%左右。四价疫苗除了覆盖 HPV16、18
外,对 HPV6、11 也能覆盖,HPV6、11 主要可引起尖锐湿疣。九价疫苗能
覆盖 9 种 HPV 病毒(HPV6、11、16、18、31、33、45、52、58),能预防 90%的
导致宫颈癌的 HPV 病毒。 不可否认,这是目前较为可行的预防宫颈癌
的方法之一。相对于其他癌症,宫颈癌是可以早期预防、可控的癌症,因
此,注射 HPV 疫苗是有积极意义的。另外,HPV 事实上是一种很容易传
播的病毒,主要传播途径为性传播,感染率也很高,这也是推荐去注射
疫苗的原因。

那么注射疫苗就能一劳永逸了吗？当然不是。前面也说了，目前市场上出现的二价疫苗只能覆盖七成的情况，也就是说，还有三成是不在疫苗的预防范围之内。另外，疫苗也不意味着就一定杜绝了宫颈癌发生的可能性，只能说是大大降低了发生的风险，如果不注意卫生，作息混乱，仍然会增加患癌的概率。对于女性来说，即使接种了疫苗，仍然应按照目前的筛查方案进行定期检查。

很多已婚女性想知道自己还能不能打疫苗，对于这个问题，无法肯定地给出"是"或"否"的回答。理论上来说，有性生活的女性都有可能感染 HPV 病毒，因此最好先进行检查。如果尚未感染高危型的病毒，那么注射疫苗还是有一定效果的，但肯定不如没有性生活的女性。

HPV 大多通过性行为感染，所以 HPV 疫苗最好是在性生活发生前接种。但 HPV 疫苗的注射标准并不是有无性生活，而是有无感染 HPV 病毒。世界卫生组织推荐 9~13 岁女孩最适宜进行宫颈癌疫苗接种。美国食品药品监督管理局（FDA）的推荐范围更宽泛，9~26 岁均可接种。同注射其他一般疫苗一样，注射 HPV 疫苗后可能会出现一些小反应，如接种部位局部出现红肿、疼痛或全身的不适等。偶尔可能出现短暂的昏厥，但这种情况非常少见。为了避免不良反应的发生，接种人员应在接种疫苗后观察半小时再离开医院。

▮▶ 抽血测肿瘤易感基因准确吗？如果测出携带肿瘤易感基因要怎么办？

抽血测肿瘤易感基因是通过检测人体血液中的 DNA，发现由遗传决定的易患癌症的倾向性。具有肿瘤易感性的人一定带有易感基因，通过肿瘤易感基因测试，可使被检者能及时了解自己的基因信息，发现或确定有无肿瘤风险，达到提前预知并改善自己的生活环境和习惯，及早预防或治疗存在的肿瘤风险。随着基因测序技术的发展，个体肿瘤易感基因现在也越来越受关注，其临床应用也随着检测费用的降低而逐渐推广开来，这将大大地促进肿瘤预防工作的进展。相信在不久的将来,肿瘤的发生发展过程将随着肿瘤基因检测的推广会被更加全面地解读。如果测出携带有肿瘤易感基因,可有针对性地为受检者制订个体化健康管理方案,将受检者患病风险降到最低,有效避免重大疾病的发生。

▶ 什么样的人易患肺癌？可早期预防吗？

肺癌的高危人群有以下特征。

（1）年龄 55~74 岁,吸烟≥30 包 / 年,且戒烟＜15 年。

（2）年龄≥50 岁,吸烟≥20 包 / 年合并有以下风险因素之一。

● 氡暴露。

● 职业暴露:长期的职业暴露增加了肺癌风险。肺癌的致癌物包括二氧化硅、镉、石棉、砷、铍、铬、柴油废气、镍和煤烟。

● 肿瘤史:既往患有肺癌、淋巴瘤、头颈部肿瘤和吸烟相关的癌症等,发生原发性肺癌的风险高。

● 肺癌家族史。

● 慢性阻塞性肺疾病或肺纤维化。

● 长期电离辐射:肺是对放射线较为敏感的器官。电离辐射致肺癌的最初证据来自矿山的资料,该矿内空气中氡及其子体浓度高,诱发的多是支气管的小细胞癌。美国曾有报道,开采放射性矿石的矿工 70%~80%死于放射引起的职业性肺癌,以鳞癌为主,从开始接触到发病时间为 10~45 年,平均时间为 25 年,平均发病年龄为 38 岁。氡及其子体的受量累积超过 120 工作水平日（WLM）时发病率开始增高,而超过 1800WLM 则更显著,增加达 20~30 倍。将小鼠暴露于这些矿山的气体和粉尘中,可诱发肺癌。日

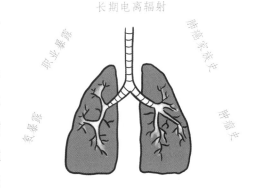

长期电离辐射

职业暴露

肿瘤家族史

氡暴露

肿瘤史

慢性阻塞性肺疾病或肺纤维化

本原子弹爆炸幸存者中患肺癌者显著增加。广岛原子弹爆炸幸存者终生随访时发现，距爆炸中心 <1400m 的幸存者较距爆炸中心 1400~1900m 和 2000m 以外的幸存者，其死于肺癌者明显增加。

肺癌的预防可分为三级预防：一级预防是病因干预；二级预防是肺癌的筛查和早期诊断，达到肺癌的早诊早治；三级预防为康复预防。其中一级预防如下。

1. 禁止和控制吸烟：国内外的研究已证明，戒烟能明显降低肺癌的发生率，且戒烟越早肺癌发病率降低越明显，因此，戒烟是预防肺癌最有效的途径。

2. 保护环境：已有的研究证明，大气污染、沉降指数、烟雾指数、苯并芘等暴露剂量与肺癌的发生率成正相关，保护环境、减少大气污染是降低肺癌发病率的重要措施。

3. 职业因素的预防：许多职业致癌物增加肺癌发病率已得到公认，减少职业致癌物的暴露就能降低肺癌发病率。

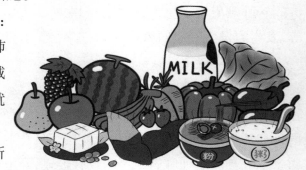

4. 科学饮食：多吃新鲜的蔬菜、水果等可预防肺癌的发生。

▶▶ 胃癌是吃出来的吗？哪些指标与胃癌的发生相关？

胃癌与饮食关系密切。长期食用熏烤、盐腌食品的人群中胃远端癌发病率高，与食品中亚硝酸盐、真菌毒素、多环芳烃化合物等致癌物或前致癌物含量高有关。吸烟者的胃癌发病风险较不吸烟者高 50%。但胃癌的发病也与幽门螺杆菌（Hp）感染、遗传和基因等有关。胃癌患者的肿瘤标志物，如血清 CEA、CA50、CA72-4、CA19-9 等肿瘤相关抗原可升高，但敏感性和特异性均不高，有助于判断肿瘤的预后及化学治疗的效果。

▇▶ 肝硬化和肝癌是什么关系？

肝硬化如果不进行积极的治疗会进一步发展为肝癌，但肝硬化和肝癌有明显的区别。

1. 发病机制不同：肝硬化是一种进行性、弥漫性、纤维性病变，可由多种原因引起，在我国是比较常见的疾病，经过治疗多数患者的病情可控制且达到稳定，甚至一定程度上可得到逆转。而肝癌是一种肝脏占位性恶性病变，具有很高的死亡率，且发展迅速，固然有少数人可带瘤生存，但多数很难得到长期的控制。

2. 症状不同：肝硬化失代偿期主要表现为倦怠乏力、消化不良、肝功能减退、门脉高压症等，同时还伴有多系统症状，如内分泌紊乱、贫血等。而肝癌到了中晚期，症状主要表现为进行性加重的肝区疼痛，以及进行性消瘦、乏力和不明原因的低热、腹痛、腹泻等。

3. 病理体征不同：固然肝硬化、肝癌晚期都可触及肿大、质地坚硬的肝脏，但肝癌时肝区多有明显的压痛，而肝硬化时肝区则通常没有明显的压痛症状。肝癌晚期肝区疼痛非常明显，常给患者带来极大的痛苦，甚至难以忍受；而肝硬化一般没有那么明显的肝区疼痛。

4. 影像学检查可明确做出鉴别诊断：肝硬化、肝癌时超声等影像学检查结果都可看到肝脏明显增大，以及肝表面凹凸不平、肝边沿角变钝或变不规则等，但肝癌时影像学检查结果还可见到大小不等的结节或巨块。

5. 血液诊断的标志物不同：肝硬化血常规检测中会发现血红蛋白含量、血小板计数、白细胞计数均降低，而对患者肝功能检查会发现代偿期轻度异常。失代偿期人血白蛋白降低，球蛋白升高，白蛋白／球蛋白比值倒置；凝血酶原时间延长，凝血酶原活动度下降；转氨酶、胆红素升高；总胆固醇及胆固醇酯下降；氨基酸代谢紊乱；尿素氮、肌酐升高，可有血氨升高；常有低钠、低钾等电解质紊乱。针对纤维化标志物的检查有血清胶原、脯氨酰羟化酶、单胺氧化酶等纤维化指标上升。针对肝硬化病因的检测如下。

（1）免疫球蛋白：IgA、IgG、IgM 可升高。

（2）自身抗体：自身免疫性肝病可有抗核抗体、抗线粒体抗体、抗平滑肌抗体等阳性。

（3）肝炎病毒标志物：病毒性肝病可表现为乙型肝炎病毒标志物、丙型肝炎病毒标志物等阳性。

（4）其他免疫学检查：补体减少，CD8 阳性细胞减少。

肝炎—肝硬化—肝癌被视为"肝病三部曲"，因此，认识疾病发展的过程有利于我们积极改变不良的生活习惯和方式，对病因进行积极的治疗或预防，以达到防止肝癌发生的目的。

▦▶ 病原体感染与肿瘤发生相关吗？

肿瘤的发生与病原体的感染有关，特别是与病毒的感染关系更为密切。目前研究最广泛的就是乙型肝炎病毒、人乳头瘤病毒（HPV）和 EB 病毒对表观遗传的改变。如 EB 病毒和 HPV 的感染与人类肿瘤发生关系紧密。EB 病毒是第 1 个确认的与人类癌症相关的病毒，与鼻咽癌、伯基特淋巴瘤、霍奇金淋巴瘤有关，感染可引起淋巴瘤、鼻咽癌、胃癌的发生。HPV 与宫颈癌的发生有关，不同类型的 HPV 与宫颈癌的恶性表现有关。乙型肝炎病毒、丙型肝炎病毒、人类免疫缺陷病毒与肿瘤的发生也有一定的关系。携带乙型肝炎病毒的人群患肝细胞癌的风险大约是正常人的 100 倍。幽门螺杆菌、革兰阴性菌 1991 年被发现与胃癌有关。1994 年国际癌症研究协会和世界卫生组织宣布幽门螺杆菌是一级致癌物质，目前 65% 的胃癌和全球 5.5% 的癌症均是由幽门螺杆菌引起的。当然还有一些其他的病毒与肿瘤的发生风险还在研究中，因此，增强人体免疫力、注重个人卫生、养成良好的生活习惯对预防肿瘤的发生十分必要。

▌▶ 成年男性须注意预防哪些肿瘤？

近年来,中国男性的恶性肿瘤发病率不断上升,成年男性常见的恶性肿瘤主要有肺癌、肝癌、结直肠癌、胃癌、前列腺癌、鼻咽癌等。由于男性生病了不愿意去医院,身上有些不舒服能扛就扛,能忍则忍,所以导致许多患者就诊时已是肿瘤晚期,错过了最佳的治疗时机。健康的生活方式和定期身体检查对肿瘤的预防和早期发现十分重要,因此,对待癌症要从预防和早发现做起。男性要注意预防以下肿瘤。

1. 肺癌:肺癌位居男性肿瘤的"榜首"。男性吸烟是引发肺癌的主要因素。此外,肺癌与大气污染、生活不规律及过度劳累也有关。一般肺癌的肿瘤标志物检查可从 CEA、CA125、NSE、SCC、CYFRA21-1 等几项指标中选择单项或多项检测,尤其是几项指标联合检测,效果更好。

2. 肝癌:肝癌的发病率男性远高于女性,长期过量饮酒、病毒性肝炎及脂肪肝患者,他们患上肝癌的风险是正常人的 150 倍。我国 30~40 岁的中青年男性中,有 1/4 被确诊患有脂肪肝。肝炎—肝硬化—肝癌"肝病三部曲"一直是男性的梦魇。一方面,适量饮酒或戒酒、不吃发霉食物是所有人预防肝癌的"法宝";另一方面,高危人群应每半年检测 1 次肝癌的肿瘤标志物血清 AFP。

3. 前列腺癌:前列腺癌为男性特有的肿瘤,大量饮酒使盆腔充血,从而使前列腺的压力增高,以及多吃红肉、作息不规律、熬夜等生活方式也易增加患前列腺癌的风险。男性 50 岁后每年检查 1 次 PSA,可预防、早诊该病。

▌▶ 成年女性须注意预防哪些肿瘤？

女性平时要提高健康意识,随时都要观察身体的变化,还要定期做妇科检查。女性要有规律的生活方式,保证自己有充足的睡眠时间;不要为了工作总是熬夜,这样很容易导致内分泌失调,诱发妇科疾病。保持轻松的心情有利于身心健康,如果女性长期精神压力大、情绪低落、心情不好,会刺激神经系统,导致身体激素分泌异常。饮食结构要合理,不要经常吃刺激性食物和高脂肪食物;长期营养不良、经常抽烟喝酒也会导致内分泌失调,增加患病率。女性要注意预防以下肿瘤。

1. 乳腺癌:乳腺癌是女性最常见的恶性肿瘤,发病率居女性恶性肿瘤的第 1 位。好发于 40~60 岁,中位发病年龄为 47 岁。常见致病因素为家族史、月经及婚育因素(月经初潮年龄小、绝经晚和月经周期短,不育、晚育)、肥胖、饮酒、激素替代治疗等。常表现为乳房出现肿块及乳房皮肤、乳头改变。CA153 是乳腺癌的标志物之一,其结合 CEA 及临床症状对早期预防性诊断有重要作用。

2. 宫颈癌:在我国宫颈癌发病通常为 35 岁以后,高峰年龄为 45~49岁,现在呈年轻化趋势。常见致病因素是 HPV 病毒感染、性行为混乱、多孕多产等。常表现为少量接触性阴道出血,反复阴道流液,下腹、臀部、下肢疼痛等。鳞状细胞癌抗原(SCC)是公认的宫颈癌最可靠的血清标志物,连续监测可有效预防该病。

3. 子宫内膜癌:子宫内膜癌是妇科常见的恶性肿瘤,近年来发病有增加的趋势,目前子宫内膜癌的肿瘤标志物主要有 CEA、CA125、CA19-9 等。

4. 卵巢癌:卵巢癌也是女性常见的肿瘤之一,发病率仅次于宫颈癌和宫体癌,列第 3 位,但其致死率却占各类妇科肿瘤的首位,对女性生命造成威胁。卵巢癌的标志物有 CEA、HCG、CA125、CA19-9 等。

▓▶ 儿童须注意预防哪些肿瘤?

儿童出现以下几种临床表现要当心是否患肿瘤。

1. 持续低热:一般感冒、肺炎发热几天就会好,但倘若不明原因的发热并持续 1 周以上还不好,特别是经抗病毒、抗生素治疗无效的,应及早就诊。

2. 淋巴结肿大:淋巴结肿大长时间下不去,脖子上有很多淋巴结,或淋巴结短时间增大,要警惕患肿瘤的可能。

3. 可触及的肿块:在孩子颈部、腋下、腹股沟、腹部、后腰部等一旦发现肿块,须查明原因。建议家长在孩子睡觉后,抚摸其全身,若哪儿都软平,就没问题,一旦摸到疙瘩或硬块,就要小心了。

4. 疼痛:较长期的持续性或间歇性的疼痛,如头痛、腹痛、关节痛等,必要时拍片检查。

5. 腹胀、呕吐:肠道肿瘤可能引起肠道梗阻,出现肚胀、呕吐等胃肠道症状。

6. 眼球前凸、眼睛痛:眼部的一些肿瘤可能导致眼部不适。

7. 贫血、出血:有不明原因的面色苍白或出血,包括牙龈出血、皮肤有出血点或瘀斑,可化验血排除白血病等。

临床上儿童恶性肿瘤绝大多数是由不成熟的胚胎组织发展而来的,按其发病率顺序依次为白血病、脑肿瘤、恶性淋巴瘤等。除此之外,遗传因素在儿童肿瘤的发生上还发挥着很大的作用。人类为数不多的几个纯粹遗传性肿瘤恰恰大多是儿童肿瘤,如视网膜母细胞瘤、肾母细胞瘤、多发性神经纤维瘤。这类神经内分泌肿瘤有一种非常重要的肿瘤标志物,即嗜铬素 A,是最有价值的通用标志物。

▮▮▶ 老年人须注意预防哪些肿瘤?

随着年龄的增大,免疫功能会下降,有免疫功能的细胞对一些突变细胞的监视和清除能力下降,使其有机会进一步转化为癌细胞;人体组织细胞的衰老也增加了对致癌物质的"易感性",因而造成老年人更容易患肿瘤。当衰老过程逐渐降临时,"免疫监视"功能也逐渐降低,如细胞免疫中起重要作用的 T 淋巴细胞,到了老年,其在血液循环中的绝对数目明显减少。与细胞免疫功能相关的胸腺素在血液中的含量自 40 岁起逐渐降低。免疫功能的降低导致人体免疫细胞对一些突变细胞的清除能力下降,使后者易向癌细胞转化。因此,这种老年性"免疫监视"功能下降,促进了该阶段肿瘤的发生发展。

老年人人体各项器官功能减弱,除去婴幼儿易发肿瘤,几乎所有的肿瘤在老年期容易出现,因此,老年人是最易患上肿瘤的人群。结合临床发病率我们也可明显看出,老年人群是各项肿瘤的高发人群,因此,老年人定期的防癌体检很有必要,可在早期发现肿瘤。

老年人患病率较高的肺癌、胃癌、结直肠癌、肝癌、食管癌、前列腺癌、宫颈癌等,可能源于老年人本身早已存在的各种慢性炎症。在造血系统恶性肿瘤中,老年人的白血病发病率比较高,慢性白血病以慢性淋巴细胞白血病、急性白血病和急性单核细胞白血病最为常见。还有恶性淋巴瘤、多发性骨髓瘤、真红细胞增生症、原发性血小板增多症也是老年人较为常见的恶性肿瘤。

▐▶ 哪些职业患肿瘤的风险大?

因为职业因素,个体往往暴露于致癌的环境中,从而成为肿瘤发病的高危人群。从现有的研究结果来看,主要涉及以下几类。

1. 肺癌:在职业性肿瘤中,肺癌占很大的比例。目前我国已知对职业人群具有致肺癌作用的物质有砷、石棉、煤焦油类物质、氯甲醚类、铬、放射性物质等。消防队员、交警、矿工、石棉工易患肺癌,他们往往是有毒气体和粉尘的直接接触者,长年累月,首当其冲受损的就是肺,这也是这类人群的肺癌发病率高于常人的原因。如上所说,CEA、CA125、NSE、SCC、CYFRA21-1 等几项指标联合定期检测可有效地监测职业因素带来的疾病。

2. 膀胱癌:从事橡胶添加剂及颜料生产的工人易患膀胱癌,生产橡胶过程中使用的芳香胺为强致癌物,其致癌性远高于甲醛。生产萘胺、联苯胺和对氨基联苯的化工行业及以萘胺、联苯胺为原料的橡胶添加剂、颜料等制造厂的工人,他们患膀胱癌的概率比普通人群高 61 倍。膀胱癌最重要的两个肿瘤标志物是 CEA 和膀胱癌抗原(BTA)。

3.职业性皮肤癌:职业性皮肤癌是最早发现的职业肿瘤,约占人类皮肤癌的10%。职业性皮肤癌与致癌物的关系往往最直接、最明显,常发生于暴露部位的接触局部。能引起皮肤癌的主要化学物质有煤焦油类、沥青、石蜡、氯丁烯、砷化物等。煤焦油类物质所致的皮肤癌最常见,煤焦油类物质主要含致癌力最强的苯并芘及少量致癌性较弱的其他多环芳烃。

▐▶ 什么是肿瘤的高危人群?

有一类人群相比其他人群患某种肿瘤的概率更高,我们称之为"高危人群",也就是患某种肿瘤的高风险人群。是不是高危人群取决于有没有患肿瘤的高危因素。通常来说,有某种肿瘤高危因素越多的人,患肿瘤的可能性越大。

但必须指出,不是所有的高危人群都会患肿瘤,也并不是不属于高危人群的人不会患肿瘤。由于某些原因,在这群人中,某种肿瘤的发生率比普通人群高好多倍,因此,这类人群便成为预防某种肿瘤的重点对象。例如长期从事下列工作或与其接触者属于高危人群:石棉、苯、镉、铬、镍、砷、木屑、放射线、氡、紫外线、烷化剂、芳香胺、多芳环烃、己烯雌酚、氯乙烯、对氨基联苯、双氯甲基醚、煤烟和焦油、杀虫剂、橡胶、冶炼业、家具制造等。有癌症家族史的人和现有癌前病变的人。重度或长期吸烟者、被动吸烟者、嗜酒者及有其他特殊嗜好者。其他如乙型和丙型肝炎、艾滋病、肥胖、不育、不哺乳、性交年龄过早、多个性伴侣、同性恋、慢性血吸虫病等情况的人都有可能成为肿瘤的高危人群。

▐▶ 哪些人属于肿瘤的高危人群?

肿瘤的高危人群主要从环境因素与遗传因素考虑,肿瘤流行病学研究表明,以下人群是肿瘤的高危人群。

1.老年人群:尽管肿瘤可能发生在任何年龄,但50岁后肿瘤发病风险随年龄增加而增大。50岁以上的老年人患肿瘤的机会是25岁年轻人的50多倍,因此,50岁以上的老年人应视为肿瘤危险人群。定期体检可早期发现肿瘤。

2. 接触致癌物质的人群:主要是指职业性肿瘤,如放射线工作者、铀矿及反应堆工作人员、石棉工人等。

3. 遗传因素造成的高危人群:某些肿瘤有家族聚集性和遗传易感性,通常包括三代以内的直系或旁系亲属罹患恶性肿瘤的病史,就是说有肿瘤家族史的人比一般人患肿瘤的机会要高。

4. 有癌前病变的患者:肿瘤发病之前,可能发生某种良性疾病,最终在致癌因素作用下演变为肿瘤。应当了解和防治这些癌前病变,阻止癌前病变的演变。

5. 有不良生活习惯的人群:长期吸烟、长期酗酒、药物滥用、长期过度劳累、严重营养不良、偏食、长期睡眠不好等人群。

6. 生存环境遭污染的人群:化学污染、重金属污染、核污染等环境污染的人群。

7. 遭受特殊微生物感染的人群:乙型肝炎病毒、人类免疫缺陷病毒、人乳头瘤病毒、幽门螺杆菌感染者等。

8. 治疗后的肿瘤患者:如果没有得到根治,肿瘤还会复发或转移,肿瘤患者中相当一部分患有重复癌,而且肿瘤患者身上还可能存在许多癌前病变,其不断恶变导致出现新的病灶。

因此,对肿瘤患者必须予以根治,进行综合治疗,消灭亚临床病灶,制止复发转移。治疗后要定期复查随诊,以便早期发现新的病灶或另一种肿瘤。

▶▶ 常见肿瘤的高危因素及肿瘤标志物的预防作用有哪些?

常见的肿瘤易感因素流行病学已有很多报道,从现有的普遍认同的结果来看,常见的肿瘤及其高危因素与肿瘤标志物预防作用列述如下。

1. 肝癌:40岁以上、长期吸烟、长期饮酒、乙型肝炎病毒携带、慢性病毒感染(乙型肝炎或丙型肝炎)病史、肝硬化、微量元素缺乏或肝良性病变者,其血清学标志物 AFP 升高时,提示有患肝癌的可能。

2. 肺癌:吸烟(特别是 20 岁以下开始吸烟、烟龄在 20 年以上、每天吸 20 支以上者)、吸二手烟、职业暴露(接触石棉、砷、铀、镍、铬等)、室内装饰材料空气污染、长期接触厨房油烟、居住地环境污染严重的人群,出现 CEA、CA50、鳞状细胞癌抗原(SCC)、CA153、β_2-MG 等异常升高时,提示有患肺癌的可能,晚期肺癌患者血清 CA125 也升高,且其血清浓度随肺癌的进展而增高。小细胞肺癌患者的 NSE 水平可高出其他类型肺癌 5~10 倍,因此,可较特异地提示患小细胞肺癌的可能。

3. 胃癌:喜食烟熏和煎炸烤食物、长期高盐饮食及盐渍腌制烟熏食品(如腌鱼、咸菜)、常食用隔夜或变质霉变食物、吸烟酗酒、有胃癌家族史、有慢性萎缩性胃炎、慢性胃溃疡、胃息肉或做过胃部手术、幽门螺杆菌感染的人群,同时肿瘤标志物 CA72-4 水平升高时,可辅助诊断胃癌。此外,胃癌发生腹腔、肝转移时,CYFRA21-1 水平升高,可提示胃癌进展或复发。

4. 乳腺癌:有乳腺癌家族史、特定遗传基因 BRCA1/2 的基因突变、既往有过胸壁的放射治疗史或有重度乳腺囊性增生病等高危因素的人群,其血清学标志物 CA153 升高时,提示有患乳腺癌的可能。

5. 胰腺癌:长期吸烟、酗酒、三高(高脂肪、高蛋白、高热量)饮食习惯、慢性胰腺炎的人群,伴有肿瘤标志物 CA19-9 升高,可提示有患胰腺癌的可能。

▐▶ 肿瘤高危人群应如何防控肿瘤?

国际抗癌联盟认为,1/3 的癌症是可预防的,1/3 的癌症如能早期诊断是可治愈的,1/3 的癌症通过治疗可减轻痛苦,延长生命。

(1)消除或减少可能致癌的因素,防止癌症的发生。约 80% 的癌症与环境和生活习惯有关,改善生活习惯,如戒烟,注意环境保护较为重要。

（2）对高发区和高危人群定期检查，发现癌前病变应及时治疗。

（3）以正确科学的态度来接受和学习癌症的科普知识，既要重视又要藐视它。

（4）以良好的平常心态来面对和创造和谐生活，积极改善不良的生活习惯，规避恶性刺激。

（5）找到有癌症专业知识的医生或专业技术水平的医院咨询、体检。

（6）做好职业防范。

（7）适当锻炼身体，做到饮食有节、起居有常，形成规律。

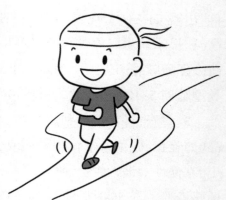

（8）加强防癌健康教育，特别对高危人群更应提高他们的认识和自我保健能力。注意饮食营养的平衡，不偏食；不反复吃完全相同的饮食，也不长期服用同一种药物；饮食适度，不过饱；适量摄入富含维生素 A、维生素 C、维生素 E 和纤维素的食物；避免过多饮酒；少吃过咸、过热的食物；少吃烧焦的食物；不吃发霉的食物；避免过度日晒；避免过度劳累；保持个人的清洁卫生。如果注意这些，有可能控制或消除许多致癌因素，达到预防癌症的目的。

（9）癌症一旦发生要及时治疗。

▶ 为什么说定期"肿瘤检查"是高危人群防控肿瘤较好的方式？

随着肿瘤发病率和死亡率的不断升高，癌症筛查的意义日渐显著，对高危人群进行定期肿瘤检查，找出潜在的微小癌变，则可早诊早治，改善预后。通过定期检查发现身体存在的异常及癌症危险因素，及时调整、治疗，降低患恶性肿瘤的风险；另一方面，定期检查可实现早发现、早诊断、早治疗，即二级预防。

1. 乳腺癌：30~40 岁女性应每 1~2 年接受乳房触诊检查，40 岁以上女性还应每年接受乳房钼靶拍片检查。乳房钼靶拍片可能检出乳房触诊体检摸不到的早期乳腺癌,准确性达 90%。有乳腺癌家族史、胸部曾接受过放射治疗、曾患乳腺癌、乳房病变曾经病理学检查诊断为小叶原位癌或乳腺不典型增生等高危因素的女性,上述检查的间隔时间及方法选择应更趋于积极。若存在可疑病灶,需要在 X 线钼靶或超声检查引导下穿刺活检。

2. 结直肠癌:建议 50 岁以上的人群每年进行 1 次大便隐血试验检查,每 5~10 年进行 1 次纤维结直肠内镜检查或钡剂灌肠造影检查。有结直肠癌家族史、家族性多发性结肠腺瘤、多发性结直肠息肉等病史的高危人群,纤维结直肠镜等检查间隔时间需要缩短。

3. 宫颈癌:有性生活的女性应定期接受宫颈癌普查。宫颈癌普查首选宫颈刮片细胞学检查。如果宫颈刮片发现异形细胞或可疑癌细胞,则应进行阴道镜检查,并在阴道镜的直视下,对可疑病变部位进行活检及病理学诊断。

4. 前列腺癌:50 岁以上的男性应常规定期检测血清 PSA,并进行直肠指诊。血清 PSA 值高于正常或不断升高者,还应考虑进行经直肠超声引导下的前列腺多点穿刺活检。

▌▶ 检查发现 AFP 升高一定是肝癌吗?

AFP 是一种糖蛋白,主要由胎儿肝细胞及卵黄囊合成。AFP 在胎儿血液循环中具有较高的浓度,出生后则下降,至生后 2~3 个月 AFP 基本被白蛋白替代,血液中较难检出,故在成人血清中含量极低。AFP 与肝癌及多种肿瘤的发生发展密切相关,在多种肿瘤中均可表现出较高浓度,可作为多种肿瘤的阳性检测指标。其他一些非肿瘤也存在 AFP 升高,因此,AFP 升高需结合其他检查更有诊断意义,AFP 升高不一定就是肝癌,只是一种提示和信号,提醒可能属于高危人群。AFP 偏高的原因分析如下。

1. 肝癌:肝癌是常见的造成 AFP 偏高的原因之一,一般正常人血清中 AFP 的含量不到 20μg/L,但当肝细胞发生癌变时,又恢复了产生这种蛋白质的功能,通常以 400μg/L 为标准,高于此数值应该考虑肝癌的可能性,一般在肝癌出现症状之前的 8 个月 AFP 就已经升高,所以肝硬化、慢性肝炎、家族中有肝癌患者的人应根据自己的情况做定期检查。

2. 孕妇和新生儿:这类人群也会出现 AFP 的一时性升高。孕妇 AFP 会明显升高,一般在妊娠后 3 个月 AFP 就明显升高,到 7~8 个月 AFP 量达到最高峰并相对稳定,但其仍旧低于 400μg/L,约在产后 3 周逐渐恢复至正常水平。

3. 非恶性疾病:AFP 偏高可能与非恶性疾病如急慢性肝炎、重症肝炎恢复期、肝硬化、先天性胆管闭塞、畸形胎儿等有关,但升高的幅度比较小且持续的时间比较短。

4. 生殖细胞肿瘤:大约 50%患有生殖细胞肿瘤的患者其 AFP 呈阳性;一些其他胃肠道肿瘤,如胰腺癌、肺癌及肝硬化等患者,亦可出现不同程度的 AFP 偏高。

5. 病毒性肝炎:慢性肝炎活动期 AFP 有轻中度升高,一般为 50~300μg/L,与肝细胞癌不同点为升高幅度低,一般不持续升高,经治疗后降低直至恢复正常。

6. 新生儿肝炎:30%的新生儿肝炎可测出 AFP,发生率随病情的严重程度而增加,大多明显升高。

7. 其他原因:肝损伤、充血性肝大、共济失调、毛细血管扩张症、先天性酪氨酸病、睾丸或卵巢胚胎性肿瘤(如精原细胞瘤、恶性畸胎瘤、卵巢癌等)也常有 AFP 升高。

▶ 儿童需要做肿瘤标志物检测吗?

肿瘤标志物检测是早期发现无症状微灶肿瘤的可靠途径,但肿瘤标志物检测呈阳性并不一定就是癌症,检测呈阴性也不一定就能排除癌症。肿瘤标志物检测对健康人群筛查作用有限且检测成本高,不推荐作为健康人群的广泛筛查。我们要明确肿瘤标志物筛查适用人群。

（1）40 岁以上的健康人群。

（2）亚健康人群。

（3）身体出现了"癌症信号"的人群。

（4）高污染厂矿企业的从业者。

（5）长期接触致癌物质的人群。

（6）癌症高发区或有癌症家族史的人群。

由于现阶段医学技术有限，尚未发现具有 100% 敏感性和 100% 特异性的肿瘤标志物，因此，不建议儿童进行常规肿瘤标志物筛查。当怀疑儿童可能患相应肿瘤的时候，可检查相应的肿瘤标志物，进一步对疾病进行诊断和治疗。儿童肿瘤标志物升高的临床意义与成人相同，如检测儿童血清 AFP、CEA、β－人绒毛膜促性腺激素（β－HCG）、NSE、尿儿茶酚胺（VMA）、CA50、CA125 等。

▶ 为父母安排体检需要做哪些肿瘤标志物检测？

父母年龄大了，作为子女最希望的就是父母身体健康，安享晚年。因此，每年为父母做一次健康体检很有必要，健康体检可在一定程度上对疾病做到早期诊断和治疗，既节约医疗费用支出，也改善疾病的预后。父母体检常用的肿瘤标志物有哪些呢？

首先，我们可根据父母日常生活习惯，有针对性地开展一些肿瘤标志物筛查。如父亲是个烟民，长期吸烟，而且每天吸烟量还比较大，可安排检查一些与肺癌相关的肿瘤标志物，如 CEA、NSE、CYFRA21-1。体检常用的肿瘤标志物有以下几种。

1. AFP：AFP 主要用于原发性肝细胞性肝脏重大疾病的筛查。

2. CEA：CEA 主要用于胰腺、结肠、肺、乳腺等重大疾病的筛查。

3. CA19-9：CA19-9 主要用于胰腺、胆道、肠道及甲状腺等重大疾病的筛查。

4. CA50：CA50 主要用于胰腺、胃、肺等重大疾病的筛查。

5. CA242：CA242 主要用于胰腺重大疾病的筛查，与 CEA 同测，有助于结直肠重大疾病的筛查及诊断。

6. CA72-4：CA72-4 主要用于胃、直肠重大疾病的早期筛查。

7. CYFRA21-1：CYFRA21-1 主要用于非小细胞肺癌及神经母细胞瘤等重大疾病的早期筛查。

8. NSE：NSE 主要用于小细胞肺癌、神经母细胞瘤及神经内分泌肿瘤等重大疾病的早期筛查。

▶ 什么是 PSA？PSA 升高在诊断前列腺癌中的意义是什么？

PSA 是一种含有 237 个氨基酸的单链多肽，PSA 在正常和癌样上皮细胞中都可合成。PSA 具有组织特异性，只存在于人前列腺腺泡及导管上皮细胞胞质中，不表达于其他细胞。但它并无肿瘤特异性，前列腺炎、良性前列腺增生和前列腺癌均可导致 t-PSA 水平（f-PSA 加 C-PSA）升高。PSA 正常值一般 <4ng/mL，当前列腺癌发生时，PSA>10ng/mL，具有临床辅助诊断的显著意义。当前列腺发生癌变时，就破坏了血-上皮之间的屏障，而癌分泌的 PSA 也多了，致使 PSA 直接进入血液内，癌的恶性程度越高，对于正常前列腺组织破坏越大，血清中 PSA 越高。前列腺癌根治术后无瘤状态的金标准是 PSA 为 0。由于血清中的 PSA 几乎全部是由前列腺上皮细胞产生的，如果前列腺癌根治术切除了全部前列腺组织，肿瘤被根治，那么血清中的 PSA 会在 1 个月内下降为 0。前列腺癌术后患者血清中 PSA 的半衰期为 33 小时。据此计算，如果患者术前 PSA 为 20ng/mL，术后 12 天就应该检测不到 PSA；术前若为 10ng/mL，则需要 10 天；术前若为 4ng/mL，则需要 8 天。

▶ 怀疑肺癌应该抽血做哪些检查？抽血检查能代替 CT 检查吗？

肺癌是对人类健康和生命威胁最大的恶性肿瘤之一。近年来世界各国报道肺癌的发病率和死亡率均明显增高,男性肺癌的发病率和死亡率均位于所有恶性肿瘤的第 1 位,女性肺癌的发病率和死亡率均位于第 2 位。肺癌的病因至今尚不完全清楚。流行病学资料表明,长期大量吸烟与肺癌的发生有非常密切的关系,开始吸烟的年龄越小,患肺癌的概率越高。此外,吸烟不仅直接影响本人的身体健康,还对周围人群的健康产生不良影响,导致被动吸烟者肺癌患病率明显增加。城市居民肺癌的发病率比农村高,这可能与城市大气污染和烟尘中含有致癌物质有关。一旦怀疑肺癌, 抽血检查的肿瘤标志物有 CEA、NSE、CYFRA21-1、CA50、SCC、CA125、CA153、β_2-MG。由于目前肿瘤标志物不能百分之百确诊肺癌,而只能用于辅助肺癌的诊断,故抽血检查不能代替胸部 CT 检查。

▶▶ 每年体检套餐里都有肿瘤标志物检查, 这个有必要年年都检查吗?

由于肿瘤标志物的敏感性和特异性一般, 肿瘤标志物升高不一定就得肿瘤了,肿瘤标志物正常也不一定能排除肿瘤,因此,健康人不建议做肿瘤标志物检查,也不需要年年都检查。肿瘤标志物检查主要适合以下人群。

(1)40 岁以上的健康人群。

(2)亚健康人群。

(3)身体出现了"癌症信号"的人群。

(4)高污染厂矿企业的从业者。

(5)长期接触致癌物质的人群。

(6)癌症高发区或有癌症家庭史的人群。

总的来说,具体需不需要肿瘤标志物筛查、筛查项目的选择都应该由专科医生根据受检者的具体情况而定(主要根据个人的家族病史、年龄、性别等因素来选择),做具体有针对性的检查。而不是来者不拒,或者体检项目千篇一律,年年都查。

▌▶ 发现乳房有肿块,除了做彩超、乳腺钼靶外,还需做哪些检查?

发现乳房有肿块,首先可进行彩超、乳腺钼靶检查,初步了解肿块的性质,如果需要进一步检查,可抽血检查乳腺癌相关肿瘤标志物和进行乳腺病理学活检。抽血可查的指标如下。

1. CA153:CA153 可作为一种乳腺良恶性病变鉴别、乳腺癌确诊的有效辅助检查。CA153 是目前监测术后乳腺癌复发及转移较为理想的肿瘤标志物。CA153 可用于指导临床治疗, 如患者 CA153 水平持续升高,则应全面检查,必要时开始或加强化学治疗、放射治疗或改用内分泌治疗等。

2. CEA:CEA 是一种胚胎性抗原,存在于 3~6 个月的正常胎儿胃肠道内皮细胞中,在胚胎后期和胎儿出生后,CEA 逐渐消失,而后重新出现,是预示和监测肿瘤复发和转移的重要指标。临床上常常和 CA153 联合检查用于乳腺癌的术后监测。当 CA153 和 CEA 的值同时持续升高并保持阳性水平时,就应当考虑乳腺癌有转移、复发的可能。

3. CA125:CA125 是一种卵巢相关抗原,可见于卵巢上皮癌、子宫内膜癌、乳腺癌等恶性肿瘤中。尽管对乳腺癌的诊断敏感性不如卵巢癌,但同时与其他肿瘤标志物联合测定,能提高对乳腺癌的诊断准确性。

4. CA19-9:CA19-9在胰腺癌、结直肠癌等消化系统恶性肿瘤和乳腺癌中均出现异常升高。常常与其他肿瘤标志物联合测定应用于乳腺癌的诊断。

▌▶ 发现大便的形状有改变,有时候还有血,抽血可做哪些检查? 如果抽血是不是就不用做肠镜了?

上厕所时发现大便带血,首先需要检查是否患有痔疮、肛裂及细菌性痢疾。大便形状改变怀疑是肠道发出的疾病信号,应及早就医,筛查肠道疾病的可能。抽血一般可检查经常性大便带血是否导致患者贫血,同时检测一些肿瘤标志物。

1. CEA 和外大抗原(LEA)：LEA 是目前应用比较广泛的肿瘤标志物，LEA 对高分化结直肠癌是较特异的蛋白抗原，LEA 比 CEA 有更高的敏感性和特异性，可作为诊断早期结直肠癌的筛选指标。

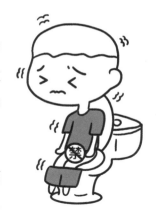

2. CA242：CA242 是一种唾液酸化鞘脂类胃肠道肿瘤相关抗原，是结直肠癌和胰腺癌较常用的标志物，在胰腺癌和结直肠癌中均有明显升高。

3. p53 基因：p53 基因突变可作为肿瘤的早期诊断、确定肿瘤的浸润范围及判断预后的重要指标。P53 蛋白表达主要见于晚期结直肠癌患者。结直肠癌组织中 P53 蛋白的表达与肿瘤的分期有关，肿瘤分期越晚，肿瘤组织中 P53 蛋白的阳性率越高。Dukes C、D 期结直肠癌患者癌组织中 P53 蛋白阳性率明显高于 A、B 期。抽血检查绝对不能代替肠镜检查，肠镜检查可发现结直肠肠壁或腔内病变，如溃疡、炎症、息肉、肿瘤、憩室、瘘管等。

▮▮▶ 不同类型的肿瘤怎么选择肿瘤标志物？

肿瘤标志物是指特征性存在于恶性肿瘤细胞，或由恶性肿瘤细胞异常产生的物质，或是宿主对肿瘤的刺激反应而产生的物质，并能反映肿瘤发生发展、监测肿瘤对治疗反应的一类物质。肿瘤标志物存在于肿瘤患者的组织、体液和排泄物中，能用免疫学、生物学及化学的方法检测到。

1. AFP：AFP 为原发性肝癌、睾丸癌、卵巢癌等肿瘤的标志物。

2. CEA：CEA 为消化系统肿瘤、肺癌、乳腺癌等肿瘤的标志物。

3. CA125：CA125 为卵巢癌等肿瘤的标志物。

4. CA153：CA153 为乳腺癌等肿瘤的标志物。

5. CA19-9：CA19-9 为消化系统肿瘤的标志物。

6. CA72-4：CA72-4 为胃癌、卵巢癌等肿瘤的标志物。

7. CA242：CA242 为消化系统肿瘤的标志物。

8. CA50：CA50 为消化系统肿瘤、乳腺癌、肺癌等肿瘤的标志物。

9. CYFRA21-1（Cy211）：Cy211 为非小细胞肺癌等肿瘤的标志物。

10. NSE：NSE 为小细胞肺癌、神经内分泌肿瘤等肿瘤的标志物。

11. PSA：PSA 为前列腺癌的肿瘤标志物。

12. HCG：HCG 为胚胎癌、滋养层肿瘤（绒癌、葡萄胎）等肿瘤的标志物。

13. 甲状腺球蛋白（Tg）：Tg 为甲状腺癌的标志物。

14. Fer：Fer 为消化系统肿瘤、肝癌、乳腺癌、肺癌等肿瘤的标志物。

15. β_2-MG：β_2-MG 在慢性淋巴细胞白血病、淋巴瘤、骨髓瘤、肺癌、甲状腺癌、鼻咽癌等患者体液中升高。

16. SCC：SCC 为宫颈癌、肺鳞癌、食管癌等肿瘤的标志物。

▮▶ 肿瘤标志物临床应用的局限性有哪些？

现有肿瘤标志物包含癌胚蛋白、激素类、酶类、癌基因、miRNA、lncRNA、ctDNA、外泌体、循环肿瘤细胞等，并用于临床检测，新的肿瘤标志物仍在不断发现，但不得不承认这些标志物临床应用价值十分有限。

1. 敏感性低：虽然肿瘤标志物检查已广泛应用于临床，但现用的肿瘤标志物的敏感性和特异性均有限，对肿瘤早期阶段（Ⅰ、Ⅱ期）诊断的阳性率低，至今尚未发现可代替病理学检查"金标准"的肿瘤标志物。同时肿瘤标志物检测呈阴性不一定就能排除肿瘤，因其检测存在假阳性或假阴性。肿瘤标志物一般不适用于正常人群的体检，否则对于出现假阳性的被检者，可能会出现较大的精神压力。

2. 特异性差：肿瘤标志物与肿瘤并非一一对应，因为同一肿瘤可含有一种或多种肿瘤标志物；不同肿瘤或同种肿瘤的不同组织类型可有共同的肿瘤标志物，也有不同的肿瘤标志物。

3. 不能定位：肿瘤标志物器官和组织特异性通常较差，因此，诊断特异性能达到 80% 以上就已经是特异性很好的标志物了。也就是说，单以肿瘤标志物检测阴性、阳性来判断一个患者是否存在肿瘤，其假阳性率将很高。

4. 缺乏预测性：肿瘤标志物因为其特异性不高，基本上只能用于肿瘤的疗效观察及治疗和复发监测，联合检测不应是出于肿瘤诊断的目的，而是在肿瘤患者治疗前，筛选能敏感地指示疗效及治疗和复发标志的方法。因为如果单个肿瘤标志物不具备特异和敏感诊断肿瘤的价值，则也不可能出现理想的对某一肿瘤特异、敏感的联合应用模式。

5. 缺乏一致性：恶性肿瘤在不断发展过程中，可能就没有一以贯之、自始至终都存在某些标志物。一种标志物在不同患者的同一类肿瘤、在同一肿瘤的不同细胞群体、在同一群体生长的不同时段，其表达显著不同，可从高度表达到完全缺失，迥然有异。

6. 假阳性、假阴性：多数标志物是细胞增生或增生细胞的产物，其在正常生理状态也可以阳性，甚至数值很高，比如孕妇、吸烟人群的 CEA 会很高，而很多非癌症的病理状态则会更高。

7. 缺乏标准化：肿瘤标志物多为结构较复杂的蛋白或只能通过抗体确定的糖抗原表位，不同实验室使用的抗体不同，检测方法的敏感性和特异性不同，或同一个研究组用同一种方法研究不同的肿瘤，最终所得的标志物千差万别。那么不同研究组用不同的方法研究不同的肿瘤，得出的更是海量数据和结果，无法得出准确结论，导致现在文献报道的成千上万肿瘤标志物的实际应用价值有限。

▮▶ 每年肿瘤标志物检查都正常，最后为什么会得癌症呢？

提到癌症的早期发现，人们首先想到的多半是抽血化验肿瘤标志物。若各项指标均在正常范围内，就安心了；若有某一项或某几项结果超标就紧张焦虑。要是追问某项肿瘤标志物检测值升高，到底指向哪一种恶性肿瘤，如果不结合临床表现、影像学检查、细胞学检查等"旁证"，即便是专科医生也难给出明确的答案。因此，普通人群若是将早期发现癌症的希望都寄托在肿瘤标志物上，完全不是科学的态度。

肿瘤标志物检测的临床价值究竟有多大?从生物化学角度来看,其多为肿瘤细胞(或某些发生非肿瘤性病理改变的细胞)所产生和释放的特殊化学物质,通常为糖类抗原、酶或激素等。正常人血液(体液)中肿瘤标志物的含量极低,而肿瘤患者(或某些非肿瘤性疾病)相关指标则会出现异常。但以上所说的只是一般情况。

目前临床常用的肿瘤标志物除极个别的(如 AFP、PSA)外,其余的无论是敏感性还是特异性,都不是临床上所说的"金标准"。可以这样理解,对于普通人群,肿瘤标志物异常并不意味着必定患有肿瘤,肿瘤标志物正常也不代表一定"安全"。从医学科学角度来评价,常规的肿瘤标志物检测更多地用于已确诊患者的病情监控。

通常情况下,已确诊患者经过手术、放射治疗、化学治疗、免疫治疗或内分泌治疗等,病情在一定程度上得到了控制,相关肿瘤标志物可逐渐降低,部分患者甚至恢复正常。一旦肿瘤复发或转移,往往在出现影像学可见的病灶之前,肿瘤标志物便会再度上升。

▶▶ 肿瘤标志物检测如果阳性应该怎么办？数值越大越糟糕吗？

临床应用的肿瘤标志物敏感性好，往往其诊断肿瘤的特异性差。正常人的肿瘤标志物也有可能会突然间升高,一次的升高并不能说明就是得了肿瘤,而仅仅是一种提示和信号,提示检测者属于高危人群。因为在肿瘤标志物的检测中引起假阳性的因素很多,比如某些良性疾病、某些生理变化(如妊娠和月经),以及红斑狼疮、肾小球肾炎等自身免疫性疾病,肿瘤标志物多呈阳性反应。而对于肿瘤标志物"阳性"者,往往建议复查。可疑"阳性"结果的复查宜用"定量"检测。定量检测值分两种情况:①轻度升高(超过正常参考值不是太多),发生肿瘤的可能性比较低,可考虑进一步检查或者动态观察,不要紧张也不要掉以轻心;②中重度升高或多项指标持续升高,提示肿瘤发生的可能性很高,必须尽快做医学影像学和细胞病理学检查。肿瘤标志物的数值不一定是越大越糟糕,只是数值越高,患癌的可能性越大,风险越高,应引起足够重视。

▐▶ 体检后发现肿瘤标志物异常应该怎么办?

肿瘤标志物对肿瘤患者的早发现,检测肿瘤的发生、生长、侵袭、转移、判断疗效及预后等方面均有重要的意义。尽管它在肿瘤的检测、诊断及其治疗等方面起着重要的作用,但目前还没有哪一种标志物能对某一种肿瘤完全特异,因此,了解每种肿瘤标志物的意义是非常重要的。由于恶性肿瘤细胞具有异质性,尤其是分化程度比较低的肿瘤细胞,可同时或在不同时期产生各种各样的肿瘤标志物,因此,多数肿瘤标志物缺乏器官特异性。那么经常能遇到在体检中发现某一种标志物升高的患者,若出现这种情况,可采取两种处理办法。

1.定期复查:有些时候,炎症也可导致肿瘤标志物的升高。定期复查一段时间,若升高的标志物又恢复正常即可放心了。若有条件,尽量复查全部的常用标志物,因为一旦体内有恶性肿瘤的存在,往往会导致几种标志物的异常。单独一项标志物升高,随后恢复正常,大可放心。

2.若某种标志物升高得比较明显,需要进行认真的排查:先查该标志物最常见于某种疾病,比如 CA72-4 升高,可先查胃肠道。若胃肠道均无发现,还需要查肝脏、食管、乳腺、妇科。要想得全面一点,这样才不会放过任何疑点。肿瘤标志物可有效地预防肿瘤的发生,在正规的体检机构进行正确的定期筛查,就可把患肿瘤的危险降到最低。

▐▶ 体检中的肿瘤标志物是否非查不可?

对于体检大部分人都不陌生,但对于各种体检中五花八门的项目许多人并不清楚,其中就包括肿瘤标志物检查项目。很多人认为自己没有肿瘤为什么要检查这个项目。其实不然,肿瘤初期症状并不明显,需要通过多方面的检查早期发现问题。一般来说,肿瘤标志物来自肿瘤自身或是由机体针对肿瘤的反应所产生。肿瘤标志物可出现在包括血液、尿液、脑脊液和渗出液等所有的体液中。肿瘤标志物有大小不等的多种类型,如多肽、蛋白质、糖蛋白、酶、激素、免疫球蛋白、黏蛋白、细胞角质蛋白和低分子代谢物等。大部分肿瘤标志物表示肿瘤的发生,并且也是恶性转化的副产品。

1. AFP: 肝细胞癌和急慢性肝炎时 AFP 浓度会升高。AFP 和 β–HCG 都升高时可用于胚胎细胞癌的诊断。对原发性肝癌的诊断率达 80%~90%。

2. CA125:在约 80%的卵巢上皮细胞癌患者中,CA125 浓度会升高。

3. CA153:CA153 是一种大分子量糖蛋白,转移性乳腺癌时浓度会升高,治疗成功时浓度会降低。

4. CA19–9:CA19–9 是一种与胰腺癌和结直肠癌相关的标志物,用于筛查胰腺、胆道、肠道及甲状腺等的肿瘤。

5. CA50:CA50 主要用于胰腺、胃、肺等的肿瘤筛查。

(王书奎 何帮顺 王峰 王科)

第三章

诊断篇

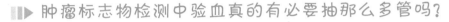

肿瘤标志物检测中验血真的有必要抽那么多管吗？

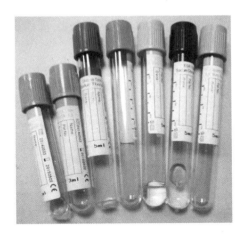

　　不同指标需要不同化学试剂反应检测，对所用的血液标本都也有不同的要求，有的需要全血、血清，还有的需要血浆。不能一起检测的指标就要分开抽血，就是所见到的"赤橙黄绿青蓝紫"采血管。不同颜色的采血管就是为了满足不同化验项目的标本要求，作用也各不相同，有的加入了抗凝剂，有的加入了促凝剂，还有的里面不含有任何添加剂。为了区分采血管的用途，国际上采用不同颜色的管帽来标记。

　　1.红色管帽：这样的采血管是不含任何添加剂的，主要用于生化和免疫学的检查，如肝肾功能和风湿的检查。

　　2.黄色管帽：这样的采血管含有促凝剂，可加速凝血，适用于急诊系列化验及一些需要血清的标本，如肿瘤标志物的检查。

　　3.绿色管帽：这样的采血管是肝素抗凝剂管，临床常用于血流变和血气分析。

　　4.紫色管帽：这样的采血是 EDTA 抗凝管，临床常用于血常规、血型鉴定、交叉配血和糖化血红蛋白等血液学检查。

　　5.黑色管帽：这样的采血是枸橼酸钠血沉管，适用于血沉的检查。

　　为何抽那么多血？医学发展到今天，各种抽血化验的成熟应用，已经能很好地用客观数据来反映病情的轻重，发现一些表面看不到、看不出和看不了的问题。抽血检验可及时、准确、客观地反映病情,不然只能像以前一样用病情比较轻、比较重等主观词汇来描述。因为涉及不同方面的检测需要不同的检测方法,所以需要分几管血分别检测,医生会根据病情选择合理的检查。

"本来就病了,还抽那么多血!"经常听到患者和家属抱怨,"哎呀,我都病成这样了,你还天天抽我的血,都贫血了。"这种想法基本是主观臆想,首先生病不一定会贫血,健康人要抽血抽到贫血(血红蛋白从140g/L 降至 120g/L)得一次抽血 1000mL,这有可能吗?一般检测一组(或一类)指标需要血液 3~5mL,一位体重 50kg 的成年人有3500~4000mL 血液,3~5mL 只占其总血量的 0.1%。人体的血液每天都是不断更新再生的,抽几管血,不必担心对其健康有什么损害。若有大出血、贫血等情况不得已要抽血,那也不必担心,还可通过输血补充红细胞。造血功能正常者都可通过加速骨髓造血恢复到正常水平。献血一次 200~400mL,抽一管血只要 3~5mL,所以根本不必担心抽几管血会对健康产生危害。

▣▶ 肿瘤标志物检测前患者应注意哪些事项?

肿瘤标志物类型多,每种标志物的生化特点都不一定一样,当然临床检验的方法也不一定相同,因此,为了获得较为准确的结果,在做相关的检测前做好相关的准备还是有必要的,以下就是常见的影响因素。

1. 戒烟戒酒:饮酒后可影响多种血浆酶的浓度,如 LDH、CPK 等;吸烟可使 CEA 浓度增加 70%。

2. 避免药物影响:如胸腺素、狂犬疫苗等生物制剂的使用后可引起某些肿瘤标志物的升高。

3. 受检者生理情况的影响:某些生理变化如妊娠时,AFP、CA125、HCG 会升高;再如直肠指检后前列腺相关肿瘤标志物 PSA 可增高,故检测前不宜进行直肠检查。

4. 避免出现特殊状况:例如睡眠不好、频繁进食(尤其是高脂饮食）、各类补品对测定也有影响。

5. 某些疾病的影响：炎症发生时，一些肿瘤标志物水平升高，例如肝炎患者 AFP、CA19-9、CEA 会升高；肾衰竭者 β_2-MG、CA153、CA19-9、CEA 和 PSA 水平也会升高。此外，患有自身免疫性疾病（如红斑狼疮、白塞综合征或肾小球肾炎等），肿瘤标志物也会升高。

▶ 选择体检项目时，AFP 定性和定量有什么区别？

AFP 的定性就是结果只有阳性或是阴性的表示；定量检查就是 AFP 后面有数字，如 AFP 为 45μg/L，这就是定量的检查，同时定量检测会给出一个检测的健康人群参考值范围供医生和患者参考。

一般正常人血清中 AFP 含量极微（一般<20μg/L）。AFP 阴性，也就是说，在血清中检测不到 AFP 或 AFP 含量很低，几乎可以忽略不计。在 AFP 定量检查中，如果 AFP 检测值为 10μg/L（参考范围 0~20μg/L），称为 AFP 阴性；而在 AFP 定性检查中，可直接显示为阴性。

AFP 与肝癌关系密切，但一般要高于 400μg/L 才考虑患肿瘤的可能。单次 AFP 检测值升高可能是暂时的，如由慢性病毒性肝炎的炎症暴发引起。20%~40%的肝炎或肝硬化患者可测到 AFP 浓度升高（>20μg/L）。对于这些患者，AFP>400μg/L 的决定值可用于区分肝细胞癌和慢性肝脏疾病。此种情况下，若采用定量检测可随访 AFP 检测值，还可同时采用肝脏超声和 CT 等其他影像学检查，以及病理穿刺来鉴别是否为肝细胞癌。所以与定性检测相比，AFP 定量检测可为临床提供更多的信息，更有利于疾病的动态监测随访。

▶ AFP 的参考值范围不同了，检查结果的数据会一样吗？

对同一个项目进行检测的时候，可能会出现两种不同的试剂对同一份样本的测试值不同，参考值范围也不同；也可能出现测试值是相同的（不是绝对相同，而是非常接近），但试剂厂家给出的参考值范围不同。

不同的试剂检测值不一样。同一个项目不同厂家在研发检测试剂的时候，如果这个项目有国际标准品（标注了已知浓度的纯物质），厂家都会去购买这个标准品并且将检测的结果用这个已知浓度来标定，不同的试剂检测同一份样本，检测的数值会基本一致。但如果这个项目根本就没有国际标准品，厂家就只能自定义单位，那检测值的差别就会很大。目前肿瘤标志物里有国际标准品物质的项目包括 AFP、CEA、β–HCG、总前列腺特异性抗原（t–PSA）和游离前列腺特异性抗原（f–PSA）。AFP 这个项目恰恰就是少数几个具有国际标准品的项目之一，合格的试剂厂家对同一个样本 AFP 的检测数值基本是可比的。

参考值范围的设定受什么影响？当然会受检测试剂的影响。有的 AFP 检测值一致，但参考值范围怎么还不一样呢？这是因为受参考值范围设定时检测人群的影响。一般来说，参考值范围是取正常人群的 95% 测值区间，在 AFP 这个项目上"正常人群"就会受中国国情影响。中国是一个乙型肝炎病毒感染的大国，而 AFP 恰是一个与肝炎和肝癌密切相关的指标，所以就出现前面的情况：试剂一国产试剂 95% 中国"正常人群"参考值范围为 0~20μg/L，试剂二进口试剂 95% 国外"正常人群"参考值范围为 0~7μg/L。

这么复杂的解释我们应该怎么理解呢？参考值范围真的只是一个参考，它受检测试剂和试剂报批时特定"正常人群"的影响。在我们阅读报告单的时候，如果在给定参考值范围以内，患病风险较小，如果超出参考值范围，动态随访观察测试值的改变幅度，同时也可结合其他指标综合判断。

▋▶ 肿瘤标志物检测正常值如何确定？超出正常值范围就一定患有肿瘤吗？

对于"正常值"的表述，现在已建议统一称为"参考值范围"或者"参考区间"。肿瘤标志物的参考值范围会因生产厂家、检测方法、反应原理、检测机型、目标人群和溯源标准等多种因素而产生不同的参考值范围。一般来说,参考值范围是取正常人群的95%测值区间,因而会有少部分(5%)的人,虽无相关疾病,但指标的结果出现偏高或偏低,所以肿瘤标志物检测结果超出参考值范围并不一定是患恶性肿瘤,仅仅是一种提示和信号。目前对肿瘤标志物检测结果存在3个"不一定"。

（1）肿瘤标志物升高不一定是由肿瘤造成的,如病毒性肝炎、肝硬化时可有 AFP、CA19-9、CEA 等肿瘤标志物的升高。

（2）肿瘤标志物升高,肿块不一定都是恶性的,良恶性肿瘤均可导致肿瘤标志物异常。

（3）检测结果在参考值范围内不一定就能排除肿瘤,因为有些肿瘤不出现肿瘤标志物升高,如有 30%左右的原发性肝癌患者的 AFP 不升高。

一般来说,肿瘤标志物在正常成人中也是存在的,只是在肿瘤患者出现的水平显著高于正常人。每个人的肿瘤标志物的基础水平均不同,不能单凭超过参考值范围而进行诊断;因此,出现肿瘤标志物升高时,需要复查甚至动态监测尤为重要。

▮▮▶ 肿瘤标志物联合检测的评分模型有什么优点?

一种肿瘤可出现多个肿瘤标志物升高,每个肿瘤标志物的敏感性也不一致,因此,合理选择多种肿瘤标志物进行有机组合,并利用模糊数学原理建立相应的评分模型(计算分值)在临床肿瘤诊疗中具有重要价值。多项大数据研究结果显示,肿瘤标志物的组合及评分模型可为肿瘤患者提供更为有效和准确的个体化信息,这是因为在肿瘤发生与发展中,存在遗传基因不稳定性等情况,不同发展时期的标志物也有可能发生改变;此外,肿瘤标志物器官特异性较差,大部分肿瘤标志物可存在于多种肿瘤中。因此,肿瘤标志物联合检测的评分模型可提高敏感性,并兼顾特异性,成为临床诊疗的热点,也是当前肿瘤标志物应用的发展方向。

▮▶ 肿瘤标志物检测和其他诊断方法相比有什么优势和不足?

各类影像学检查(如 X 线检查、血管造影、CT、磁共振成像等)、超声检查、内镜检查、病理学检查等均是筛查肿瘤的重要方法。但在肿瘤最早期(一般来说,从癌前病变发展到 0.5cm 以上的肿瘤病变需要 5~10 年的时间),采用上述手段均不能检测到,此时可有肿瘤标志物分泌入血,因此,检测肿瘤标志物是恶性肿瘤早期诊断的最简便、基本无创的方法,有重要价值,是不可或缺的。与其他肿瘤筛查技术相比,血液(或体液)检测肿瘤标志物具有以下优点。

1. 简便:不需特别准备,不需特定时间,不必事先服用药物。

2. 创伤性极小:普通静脉抽血,多项目联合检测仅抽血 3mL 左右即可。

3. 敏感性高:能早期检测出肿瘤患者,很多标志物出现浓度异常往往早于自我感觉身体功能异常,甚至早于超声等影像学检查异常。

4. 特异性好:有些肿瘤标志物检测能准确鉴别肿瘤、非肿瘤患者,有的有器官特异性,方便对肿瘤进行定位。

5. 快速:检测时间多在 1~3 小时内,即使是多项目联合检测,一般上午抽血,下午即可得知结果。

6. 准确:肿瘤标志物的先进检测设备具有检测敏感性高、检测线性宽、试剂稳定、重复性好等特点,为准确检测肿瘤标志物提供质量保证。

7. 性价比高:单项目检测几十元,且肿瘤标志物检测具有高敏感、高效率、可早期检测、样本易获取、创伤小、可量化动态监测等优点,为肿瘤筛查、诊断、疗效及预后监测提供重要依据。

▮▶ 怎样做好实验室肿瘤标志物检测的质量控制?

要做好实验室肿瘤标志物检测,需做好分析前、分析中和分析后质量控制。

1. 分析前质量控制：主要包括肿瘤标志物的选择、样本类型、采样时间和样本处理等。其中主要为样本处理错误（例如采样时间不当、样本溶血、样本量不足或信息输入错误），可通过完善的实验室操作规程和有效的审核机制避免。因为要排除饮食、药物、诊疗操作、其他非肿瘤的疾病状态等对检测结果的影响，故选择合理的采样时间非常重要。通常肝脏及肾脏疾病、炎症感染等可引起肿瘤标志物浓度的升高；良性疾病有时也会在一定程度上引起检测指标的升高。

2. 分析中质量控制：实验室必须使用国家有关机构批准的仪器和试剂，并做好室内质量控制和室间质量评价，对其分析质量进行独立仔细的监控至关重要，以保证分析仪器和检测方法被正确地使用。在肿瘤患者的长期监测中，患者更换就诊医院或临床实验室，可能导致肿瘤标志物的检测方法改变。使用不同方法、不同试剂检测同一项肿瘤标志物时，其结果可能出现差异。同一例患者在治疗前后及随访中，应尽可能采用同一种方法和试剂，实验室在更换检测方法和试剂时，应做比对。在患者监测中，若更改肿瘤标志物的检测方法，应重新设定患者的基线水平。

3. 分析后质量控制：在肿瘤标志物的分析后结果解释和报告过程中，实验室应与临床之间积极沟通。临床实验室应在肿瘤标志物的结果解释中发挥积极的作用，确保提供合理的参考值范围，综合考虑分析变异及患者的生物学变异，同时也需考虑特定肿瘤标志物的半衰期及动力学因素。

建议实验室在提供肿瘤标志物检测报告时，可考虑采用图表形式，表明标志物连续性检测的结果。建议报告中标注分析所采用的方法，实验室应能随时对患者进行肿瘤标志物检测的频率和是否需要确证检测提供建议。

▮▮▶ 肿瘤标志物检测为什么各个医院价格差别很大？

肿瘤标志物检测的项目很多，检测手段也很多；同一种标志物不同的医院可选取不同的检测方法进行测定,而检测手段、平台的不同直接导致了收费标准的变化。在患者眼中的"同一个项目",在不同医院可能是完全不同的检测技术或是技术组合,如有生化测定、酶免疫测定、发光测定等;也就是说,你在不同医院做的"患者眼中的同一个项目",实际得到的医疗服务可能是不同的,这个不同体现在:检查中用的试剂不一样、检查使用的设备不一样、设备使用的参数不一样等,自然价格差别就比较大。一般来讲,等级越高的医院,使用的设备更规模化、更自动化。因此,不同医院的检测机器、型号、检测试剂不同,导致了各医院对肿瘤标志物的收费差别较大。

▣▶ 对血液中的微量肿瘤标志物检测是如何做到的?

血液样本的无创采样方式直到现在仍然被认为是最理想的生物标志物发现来源。血液样本中的蛋白质种类有 10 000 多种,其浓度变化范围超过 12 个数量级,并且血液中 22 种高丰度蛋白质(如白蛋白和球蛋白等)含量占血液蛋白质总量的 99%以上。大多数有重要"信使"功能的蛋白,比如肿瘤标志物、细胞因子等,往往都是含量非常低的低丰度蛋白。血液中的高丰度蛋白质浓度可以是血液中 CEA 浓度的 10×10^3 倍和白细胞介素 –6(IL–6)浓度的 5×10^6 倍。血液中低丰度微量蛋白的检测,对检测的敏感性和特异性都是很高的挑战。

血液中肿瘤标志物的检测主要基于免疫的特异性抗原抗体反应。抗原决定簇和抗体分子可变区互补构型,造成两分子间有较强的亲和力,能特异性地结合。空间构型互补程度不同,抗原和抗体分子之间结合力强弱也不同。互补程度高,则亲和力强。利用高亲和力的抗体与抗原的结合力强,即使抗原浓度很低时也有较多的抗体结合抗原形成免疫复合物。比如采用双抗体夹心法检测血液中的 CEA,可将高亲和力的 CEA 一抗(捕获抗体)结合在反应的孔板或微球上,加入待测的血清,血清中的 CEA 就会被抗体捕获形成特异性的捕获抗体 –CEA 抗原复合物。接下来通过洗涤的方式去除未结合的蛋白,再次提高检测的特异性,然后加入用荧光素、酶或放射性同位素标记的二抗(标记抗体)。标记抗体可与 CEA 抗原上另一个特异性的抗原决定簇结合,最终形成捕获抗体 – 抗原 – 标记抗体复合物。复合物因为被标记就可通过不同的方法对它进行定量的检测,标记的过程也是一个检测信号放大和提高检测敏感性的方法。所以不同的检测试剂选用的抗原 – 抗体,以及不同的检测方法对同一物质进行检测的敏感性和特异性都可能存在较大差异。

▶▶ 可用于肿瘤标志物的化学物质主要有哪些?

目前除了血液检测,还可从各种体液(如唾液、汗液和尿液等)拓展发现生物标志物。而且生物标志物的类型除了蛋白还包括 ctDNA、CTC、外泌体检测等。外泌体是指包含了复杂 RNA 和蛋白质的小膜泡(30~150nm),现今特指直径在 40~100nm 的盘状囊泡。外泌体目前被视为特异性分泌的膜泡,参与细胞间通讯,对外泌体的研究日益增多,无论是研究其功能还是了解如何将其用于精准诊断的开发。

▶▶ 免疫检测原理及在其基础上发展起来的现代检测技术是什么?

免疫检测的原理是基于抗原和相应的抗体可在体外发生特异性结合,由于抗原的物理性状和参加反应的辅助物质的不同,抗原抗体结合后可出现凝集、沉淀、补体结合等现象。对这些现象进行观察和分析可检测抗原或抗体。用已知的抗原检测抗体,也可用已知的抗体检测抗原。由于实验室要用血清作为试验材料,所以这类抗原 – 抗体的实验方法常称为血清学方法或血清学试验。

以下是几种常用的免疫学技术。

1. 免疫荧光技术:免疫荧光技术是利用荧光素标记的抗体(或抗原)检测组织、细胞或血清中的相应抗原(或抗体)的方法。由于荧光抗体具有安全、敏感的特点,因此,已广泛应用在免疫荧光检测和流式细胞计数领域。免疫荧光技术在传染病诊断上有广泛的用途,如在细菌、病毒、螺旋体感染的疾病，检查 IgM 抗体作为近期接触抗原的标志。利用单克隆荧光直接标记抗体鉴定淋巴细胞的亚类。通过流式细胞仪，针对细胞表面不同抗原，可同时使用多种不同的荧光抗体，对同一细胞进行多标记染色。

2. 放射免疫检测：放射免疫检测技术是目前敏感性最高的检测技术，利用放射性同位素标记抗原（或抗体），与相应抗体（或抗原）结合后，通过测定抗原抗体结合物的放射性检测结果。放射性同位素具有 pg 级的敏感性，且利用反复曝光的方法可对痕量物质进行定量检测。但放射性同位素对人体的损伤也限制了该方法的使用。

3. 酶联免疫吸附试验（ELISA）：酶联免疫检测是目前应用最广泛的免疫检测方法，该方法是将二抗标记上酶（标记抗体），抗原抗体反应的特异性与酶催化底物的作用结合起来，根据酶作用底物后的显色颜色变化来判断试验结果，其敏感性可达 ng 水平。常用的方法有间接法、夹心法。间接法是先将待测的蛋白包被在孔板内，然后依次加入一抗（捕获抗体）、标记了酶的二抗（标记抗体）和底物显色，通过仪器（例如酶标仪）定量检测抗原，这种方法操作简单，但由于高背景而特异性较差，目前已逐渐被夹心法所取代。夹心法利用两种一抗对目标抗原进行捕获和固定，在确保敏感性的同时大大提高了反应的特异性。

4. 全自动免疫化学分析系统：这是目前最先进的标记免疫测定技术，敏感性和精确性又比荧光法、ELISA 法高几个数量级，可完全代替有放射性的放射免疫分析。免疫化学分析系统中包含两个部分：化学发光反应系统和免疫反应系统，即在抗原－抗体特异性反应过程中，伴随有化学反应过程而产生光的发射现象。化学发光反应系统中以化学反应为基础，化学发光的首要条件是吸收了化学能而处于激发态的分子或原子必须能释放出光子或者能将能量转移到另一个物质的分子上并使这种分子激发，当这种分子回到基态时释放出光子，发光检测仪就可测量光量子的产额，定量分析待测物的含量。免疫化学分析采用的抗原－抗体反应的载体不再是酶联免疫吸附的孔板而是微球（淋巴细胞大小)。微球检测的优势:一是使可发生反应的表面积增加,结合的捕获抗原或抗体更多,使检测的线性范围有数量级的增大;二是微球的体积很小,在液态的反应体系中做动态的运动,提高抗原 – 抗体结合的概率,提高检测的敏感性和重复性。目前国内主要有三类最先进的全自动免疫化学分析系统(化学发光免疫分析系统、荧光免疫分析系统和电化学发光免疫分析系统)广泛地应用于临床,对血清肿瘤标志物检测具有快速、准确、半定量的特点,可检测 AFP、CEA、CA19-9、CA72-4、CA125、CA153、NSE、CYFRA21-1、PSA、f-PSA 等。

▶▶ 分子(基因)检测技术的基本原理及在其基础上发展起来的现代检测技术是什么?

分子诊断技术是指以 DNA 和 RNA 为诊断材料,用分子生物学技术通过检测基因的存在、缺陷或表达异常,从而对人体状态和疾病做出诊断的技术。分子诊断的主要技术有核酸分子杂交、聚合酶链反应、DNA 测序技术和生物芯片技术。

1. 核酸分子杂交:原理是利用互补的 DNA 单链能在一定条件下结合成双链,即能进行杂交。这种结合是特异的,即严格按照碱基互补的原则进行,它不仅能在 DNA 和 DNA 之间进行,也能在 DNA 和 RNA 之间进行。杂交的双方是待测核酸序列和探针序列。应用该技术可对特定 DNA 或 RNA 序列进行定性或定量检测。

2. 聚合酶链反应(PCR):原理是利用 DNA 在体外 95℃高温时变性而变成单链,低温(经常是 60℃左右)时引物与单链按碱基互补配对的原则结合,再调温度至 DNA 聚合酶最适反应温度(72℃左右),DNA 聚合酶沿着磷酸到五碳糖(5'-3')的方向合成互补链。基于聚合酶制造的 PCR 仪实际就是一个温控设备,能在变性温度、复性温度、延伸温度之间很好地进行控制。应用这种技术可放大扩增特定的 DNA 片段,它可看作是生物体外的特殊 DNA 复制,PCR 的最大特点是能将微量的 DNA 大幅增加。

3. DNA 测序技术：即测定 DNA 序列的技术，在分子生物学研究中，DNA 的序列分析是进一步研究和改造目的基因的基础。目前用于测序的技术主要有 Sanger 等（1977）发明的双脱氧链末端终止法和 Maxam 和 Gilbert（1977）发明的化学降解法。这两种方法在原理上差异很大，但都是根据核苷酸在某一固定的点开始，随机在某一个特定的碱基处终止，产生 A、T、C、G 四组不同长度的一系列核苷酸，然后在尿素变性的 PAGE 胶上电泳进行检测，从而获得 DNA 序列。

4. 生物芯片技术：又称为 DNA 芯片（DNA Chip）或 DNA 微阵列，是通过微阵列技术将高密度的 DNA 片段按一定的顺序或排列方式固定如玻璃片等固相表面，以荧光标记的 DNA 探针，借助碱基互补杂交原理，可同时对大量基因的结构是否变化、量的多少及表达功能是否异常进行检测。

基因检测中的技术平台相对应的主要有荧光原位杂交技术（FISH）、PCR（定量 PCR、数字 PCR）、测序（一代，高通量测序）、基因芯片等。

▶ 基于数字 PCR 平台的液体检测的标志物开发的意义是什么？

数字 PCR 即 digital PCR（dPCR），它是一种核酸分子绝对定量技术。dPCR 和定量 PCR（qPCR）这两种基因检测技术有些类似，都是估计起始样品中的核酸量，但它们有一个重要的区别。qPCR 是依靠标准曲线或参照基因来测定核酸量，而 dPCR 则让你能直接数出 DNA 分子的个数，是对起始样品的绝对定量。因此，特别适用于依靠 Ct 值不能很好分辨的应用领域：拷贝数变异、突变检测、基因相对表达研究（如等位基因不平衡表达）、二代测序结果验证、miRNA 表达分析、单细胞基因表达分析等。

dPCR 的原理是通过将一个样本分成几十到几万份，分配到不同的反应单元，每个单元至少包含一个拷贝的目标分子（DNA 模板），在每个反应单元中分别对目标分子进行 PCR 扩增，扩增结束后对各个反应单元的荧光信号进行有和无统计学分析，这就是直接数出 DNA 分子的个数，是对起始样品的绝对定量。

液体活检技术飞速发展，利用细胞游离 DNA（cfDNA）检测肿瘤相关分子标志物具有显著优势，尤其适用于较难通过手术或穿刺获得肿瘤组织样本的患者，并在一定程度上克服肿瘤异质性。例如局部晚期或转移性非小细胞肺癌（NSCLC）成人患者治疗采用靶向药物表皮生长因子受体（EGFR）酪氨酸激酶抑制剂（TKI）治疗时或治疗后出现疾病进展，这时可通过对患者细胞游离 DNA 检测确认其是否存在 EGFR T790M 突变，如果突变阳性可使用第三代肺癌靶向药物泰瑞沙（甲磺酸奥希替尼片，AZD9291）。这时采用最新的 dPCR 检测血浆 cfDNA 中 EGFR T790M 突变，检测敏感性较 qPCR 更高，并可检测突变丰度（突变拷贝数），预测用药的疗效。突变丰度越高，靶向治疗效果可能会越好，这也是符合逻辑的，因为携带 EGFR T790M 突变的癌细胞比例越高，靶向药物作用的癌细胞越多。

▶▶ 蛋白质组学和代谢组学在肿瘤标志物发现中的应用有哪些？

蛋白质组是对一个基因组、细胞或组织在一定时期内所表达出的所有蛋白质的统称；而蛋白质组学是利用各种分析检测技术，从整体水平对蛋白质组进行系统研究。通过蛋白质组学技术可同时对成千上万的蛋白质进行检测分析，从而加快了新的肿瘤标志物的发现及抗肿瘤药物靶点的鉴定。由于蛋白质组学技术具有高敏感性、高通量、重现性好等优点，近年来已被广泛应用于新的肿瘤标志物的识别与筛选。

代谢组学是对生物体内所有代谢物进行定量分析，并寻找代谢物与生理病理变化的关系，主要技术手段是核磁共振（NMR）、质谱（MS）、色谱（HPLC）及色谱质谱联用技术等。通过检测样本的代谢物组学谱可判断出生物体的病理生理状态，找出与之相关的生物标志物。它的最大优点在于帮助我们更全面地掌握机体病情变化过程及体内物质的代谢途径,从而使临床诊断更准确。总之,联合蛋白质组学、代谢组学等组学技术可进行系统研究,为找到特异性强、敏感性高的肿瘤标志物提供了可能。

▶ 生物信息学对确定肿瘤标志物及其在肿瘤诊断中的应用有哪些?

生物信息学是指从基因组相关数据库中获得大量数据,通过分析比较,从而系统、全面地揭示肿瘤的发生发展规律。随着人类基因组计划的完成和互联网技术的普及,各类生物学数据库如雨后春笋般涌现,从这些数据库中可挖掘出对我们有价值的信息。我们利用生物信息学可筛选差异表达基因,分析该差异表达基因与病理资料之间的关系,并利用 ROC 曲线能确认其诊断效能,分析发现合适的肿瘤标志物;我们还可对几种标志物分别做曲线下面积(AUC)分析,并根据诊断效率的大小排序,以此来评价各个标志物与该恶性肿瘤的相关性;最后,我们可筛选出最高效能的肿瘤标志物组合,从而提高肿瘤标志物在临床肿瘤诊疗中的敏感性和特异性。

▶ 哪些肿瘤标志物对肺癌诊断有意义?

CYFRA21-1 是肺鳞癌和非小细胞肺癌(NSCLC)的标志物,肺鳞癌患者明显升高,敏感性为 70%,特异性达 95%,并且对 NSCLC 的早期诊断、疗效观察和预后判断有重要意义。NSE 是小细胞肺癌的特异性标志物,可用于辅助诊断及监测小细胞肺癌的治疗效果,治疗有效时 NSE 浓度逐渐降至正常水平,复发时 NSE 升高,用 NSE 升高来监测复发要比临床确定复发早 4~12 周。现在还发现部分 NSCLC 伴 NSE 升高,且 NSE 可用于监测神经母细胞瘤的病情变化、评价疗效和预测复发。此外,胰岛细胞瘤、甲状腺癌、视网膜母细胞瘤等的血清 NSE 也升高。鳞状细胞癌抗原(SCC)是肺鳞癌的另一肿瘤标志物,一般随病情加重而升高,是一种特异性很好的鳞状上皮癌肿瘤标志物,但其敏感性较低,肺鳞癌阳性率为 46%~90%,仅可作为肺癌的辅助诊断指标。CA125 在肺癌良恶性渗出液中也存在,部分肺癌患者血清 CA125 都有不同程度的升高。除了上面几个肿瘤标志物,5%~10%的肺癌患者血清 CEA 水平也升高, 当前临床上常联合检测血清和胸腔积液 CEA、CYFRA21-1 和 NSE,以提高肺癌的诊断阳性率。

但肿瘤标志物只为肺癌的诊断提供参考,而且上述肿瘤标志物大部分并没有特异性,也就是说,某一个指标如 CEA 轻度升高,除了肺癌可以引起,也有其他原因可以引起,比如急慢性炎症、感冒等某些良性疾患和其他部位的肿瘤等,故不能作为筛选或诊断依据,只能作为辅助诊断和判断疗效的辅助指标,必要时对于肺癌的诊断还要结合其他检查。

▮▶ 哪些肿瘤标志物对胃癌诊断有意义?

研究发现, 几乎所有与消化系统肿瘤有关的肿瘤标志物都与胃癌有一定关系。CA72-4 是高分子量的类黏蛋白分子,可用于诊断及监测胃癌。CA195 是一种糖蛋白或黏蛋白,胃癌患者血清 CA195 水平升高,可作为胃癌的血清肿瘤标志物。CYFRA21-1 是一种细胞角蛋白,当胃癌发生腹腔转移、肝转移等时,CYFRA21-1 水平升高,可作为胃癌进展或复发的血清标志物。CA125 在大部分胃癌患者中升高,尤其可监测胃癌的复发或转移。CEA 存在于胚胎胃肠黏膜上皮细胞和一些恶性组织的细胞表面,因此,CEA 升高不仅见于结肠癌也见于胃癌等,但其作用仅是帮助分析疗效、判断预后、预测复发和转移。CA19-9 在胃癌中明显升高,且敏感性较高,有助于判断预后,能较早预测复发和转移。部分胃癌患者血清 CA242 升高,辅助诊断胃癌的敏感性与 CEA 和 CA19-9 相近。AFP 在胃癌中升高比较少见,但也有特殊类型可升高。

现在大多数医院采用联合检测血清肿瘤标志物以提高诊断率,例如 CA19-9 与 CEA 联合检测可提高对胃癌筛选普查的敏感性和特异性。CEA、CA125、CA19-9 三项血清肿瘤标志物水平检测在胃癌早期筛查中具有较高的诊断价值，且三项血清肿瘤标志物联合检测可提高胃癌诊断的准确性。联合检测血清 CA19-9、CA242、CA72-4、CEA 不仅可提高临床诊断的敏感性和特异性，而且有助于判断胃癌分化程度、临床分期和鉴别是否有转移。一般来说，低分化程度的肿瘤患者的 CA19-9、CA242、CA72-4 阳性率均显著高于高中分化程度的肿瘤患者；临床分期为Ⅲ期或Ⅳ期患者的 CA19-9、CA242、CA72-4、CEA 阳性率均显著高于临床分期为Ⅰ~Ⅱ期的患者；CEA、AFP、CA72-4、CA125、CA19-9 等联合检验对提高肿瘤标志物对胃癌术后的临床诊断价值具有重要意义，值得推广应用。

■■▶ 如何解读诊断肝癌的肿瘤标志物？

AFP 是原发性肝癌早期诊断的一个重要指标，是肝癌诊断的最佳标志物。AFP 是由胚胎时肝脏合成的一种蛋白质，但胎儿出生后肝脏不再合成，正常成人血清中含量甚微，当肝脏癌变时，AFP 将明显升高。通常 AFP 能在肝癌患者临床症状出现前 6~12 个月就开始升高，AFP>500μg/L 持续 4 周以上，或 AFP 由低浓度持续升高，或 AFP>200μg/L 持续 8 周，可诊断为原发性肝癌。此外，CEA、CA19-9、CA125、AFU、谷氨酰胺转肽酶 2（GGT-2）、碱性磷酸酶（AKP）同工酶、醛缩酶同工酶、β_2-MG、PIVKA-Ⅱ 等也可辅助诊断肝癌。临床上常联合检测血清和腹水 AFP、CEA 和 CA19-9，以提高肝癌的诊断阳性率。

AFU 是原发性肝癌的新的诊断标志物，诊断的敏感性比较高，血清 AFU 活性动态曲线对判断肝癌治疗效果、评估预后和预报复发有着重要作用，但血清 AFU 活力测定的特异性较差，在某些转移性肝癌、肺癌、乳腺癌、卵巢癌或子宫癌也有升高，甚至在某些非肿瘤性疾病如肝硬化、慢性肝炎及消化道出血等也有轻度升高。AFU 和 AFP 联合检测有助于肝癌的诊断。

正常成人肝脏 γ-GT 同工酶活性很低，但在发生癌变时其活性明显升高，常比相应的正常组织高出 10 倍以上。慢性活动性肝炎、肝内外梗阻及一些肝外肿瘤血清 γ–GT 同工酶也明显升高，因此，总 γ–GT 同工酶活性测定对于肝癌诊断特异性较差，但对于 AFP 阴性肝癌或无肝外疾病时，γ–GT 同工酶测定也有助于肝癌的诊断。

▶ 结直肠癌发生和演进过程中相关肿瘤标志物的变化如何？

诊断结直肠癌蛋白质类肿瘤标志物包括 APC、CEA、LEA、β_2–MG、本周蛋白、M 蛋白等。其中 CEA 和 LEA 是目前应用比较广的肿瘤标志物，LEA 特别对高分化结直肠癌是较特异的蛋白抗原。CEA 是与结直肠癌相关性较高的一种标志物，是一种糖蛋白，胚胎期存在于胎儿消化系统中，出生后含量极低，如检测到异常升高则表明可能患了包括结直肠癌在内的疾病。溃疡性结肠炎、胰腺炎、肝硬化等消化系统疾病及一些非消化系统疾病均可引起 CEA 轻度升高，但 CEA 明显增高最常见于结直肠癌，胰腺癌、胃癌等亦可见到。因为多种疾病均可引起 CEA 升高，所以它并不具备疾病特异性，不能作为确诊指标。它的意义在于定量动态观察，判断结直肠癌的手术效果与监测术后复发，如结直肠癌经手术将肿瘤完全切除后，血清 CEA 则逐渐下降，恢复正常水平；若复发，可再度升高。

除了蛋白质类肿瘤标志物，更有糖类抗原肿瘤标志物，如 CA50、CA125、CA153、CA19–9、CA242、CA72–4 等对诊断结直肠癌也有一定的参考价值。CA242 是一种唾液酸化鞘脂类胃肠道肿瘤相关抗原，是结直肠癌较常用的标志物，结直肠癌患者明显升高。它与腺癌的表达有密切关系，CA242 作为腺癌的标志物优于 CEA，二者互补可提高腺癌的诊断率。CA242 还可作为肿瘤组织学来源的评估，也可作为结直肠癌的分期评估，结直肠癌分期越高，CA242 含量越高。

CA50 是一种以唾液酸酯和唾液糖蛋白为主体成分的糖类抗原，各种上皮类恶性肿瘤的体液组织皆可分泌，CA50 对结直肠癌的敏感性为72.1%，特异性91.5%，有效率为82.8%，并发现结直肠癌患者血清 CA50 水平及阳性率随临床分期进展而提高，根治术后水平降低，若无复发及转移,CA50 在正常范围内。若复发或有远处转移则其水平升高。尽管这些肿瘤标志物特异性不高,但对于结直肠癌的临床诊断、预后判断和临床治疗仍有指导意义。

随着结直肠癌分期的进展及淋巴结转移,CEA、CA19-9、CA125、CA242 及 CA50 表达水平也逐渐升高,联合检测这 5 种肿瘤标志物与肿瘤标志物单项检测比较,具有更高的敏感性及准确性,对于结直肠疾病的鉴别诊断,以及结直肠癌 TNM 分期判断都具有积极的意义,可作为结直肠癌早期诊断的重要辅助手段。

▍▶ 哪几种肿瘤标志物可用于甲状腺癌诊断?

甲状腺髓样癌具有临床诊断意义的特异性标志物——降钙素(CT)。甲状腺髓样癌是一种少见的恶性肿瘤,来源于甲状腺 C 细胞,所有的甲状腺髓样癌患者的血清 CT 含量均有增高。因此,对甲状腺髓样癌手术治疗和(或)放射治疗后,检测血清 CT 可监测临床是否复发或转移,判断预后及疗效,对持续性高降钙素患者宜密切观察随访。在未经刺激的情况下,血清 CT>100pg/mL,提示可能存在甲状腺髓样癌。甲状腺结节患者进行血清 CT 筛查有利于早期诊断甲状腺髓样癌。

甲状腺癌特别是滤泡状腺癌,其相关标志物为甲状腺球蛋白(Tg),它是甲状腺滤泡状腺癌受损与治疗效果的检测指标。正常血清 Tg<60ng/mL,若 Tg 持续增高表明有肿瘤复发或转移的可能。血清 Tg 水平对甲状腺癌的检测具有很高的敏感性和特异性,对于分化型甲状腺癌患者的术后随访,Tg 是最关键的血清标志物。Tg 是甲状腺滤泡细胞内的一组功能性糖蛋白复合物,其生理功能主要是甲状腺激素的碘化合成,其生理活性受促甲状腺激素调控,在生理条件下,血液循环中可检测出少量部分。患者血清 Tg 升高的主要原因是甲状腺良性疾病和甲状腺恶性疾病,其中前者包括甲状腺滤泡破坏、功能亢进、药物及特殊食物的影响,后者主要指分化型甲状腺癌,主要包括分化型甲状腺癌细胞增生、转移。但当正常甲状腺组织被全部清除后(清甲),分化型甲状

腺癌细胞活动释放是 Tg 的唯一来源,此时若在血清中检测有 Tg,往往提示分化型甲状腺癌病灶残留或复发。因此,Tg 是分化型甲状腺癌患者清甲治疗后疗效判断和动态监测的主要判断指标,是对分化型甲状腺癌进行病程监测、后续效果评估和预后诊断的重要判断依据。

▶ 用于胰腺癌辅助诊断的肿瘤标志物有哪些?

临床上常用的诊断胰腺癌的肿瘤标志物包括 CA19-9、CA242、CA195、CA50、CA72-4 和 CEA。

CA19-9 是最常见的胰腺癌的肿瘤标志物,一般正常人群的 CA19-9 血清含量 <37U/mL,而 2/3 的胰腺癌患者在诊断过程中,其 CA19-9 大多数会 >240U/mL,但良性胰腺疾病的 CA19-9 不会 >100U/mL,CA19-9 对胰腺肿瘤良恶性鉴别的综合诊断能力较其他肿瘤标志物强,对胰腺恶性肿瘤与胆管恶性肿瘤鉴别能力较差。血清 CA19-9 不仅在胰腺癌的诊断、术前病情评估中能提供很好的参考价值,也可很好地用于判断胰腺癌的预后,监测胰腺癌是否有残留、复发、转移。一般情况下,术前血清 CA19-9 含量比较高,术后血清 CA19-9 明显下降者预后好;反之预后差,较早出现转移、复发。胰腺癌患者术前血清检查显示 CA19-9 越高,提示胰腺癌的病期越晚,尤其是其水平 >1000U/mL 时,通常表明已有肝转移。但我们要注意的是,CA19-9 单检阳性率不高。

CA242 是一种唾液酸化的糖类抗原,对胰腺癌的诊断要优于 CA19-9,CA242 其敏感性与 CA19-9 相仿,可达 66%~100%,但特异性、诊断率则都优于 CA19-9,并且 CA242 对胰腺与非胰腺疾病的鉴别诊断有意义。CA195 是一种糖蛋白或黏蛋白,在胰腺癌患者的血清中 CA195 水平升高。有研究显示,血清 CA50 水平在胰腺癌组均高于胰腺良性疾病组、肝脏恶性肿瘤组、胃肠道恶性肿瘤组和其他良性疾病组,因此,CA50 对胰腺与非胰腺疾病鉴别也有意义;胰腺癌时血清 CEA 阳性率一般在 50%~60%,对于胰腺癌的早期诊断作用不大。临床上常联合检测血清和腹水 CEA、CA19-9、CA72-4、CA50 和 CA242，以提高胰腺癌的诊断阳性率。

▶ 在乳腺癌诊断中如何看待肿瘤标志物结果？

CA153 是乳腺癌最重要的特异性标志物，30%~50%的乳腺癌患者明显升高。血清 CA153 水平与病理类型无关，而与临床分期、肿瘤大小、腋窝淋巴结状况及雌激素受体表达状况相关。许多资料表明，CA153 具有较高的预后价值，其含量的变化与治疗效果密切相关，是乳腺癌患者诊断和监测术后复发、观察疗效的最佳指标。若血清中 CA153 浓度降低，则提示治疗效果良好；若 CA153 浓度持续恒定或升高，则指示患者病情发展或治疗效果不佳，提醒临床医生需及时更换治疗方案。CA153 水平可辅助乳腺癌患者的治疗监测，其动态测定有助于早期发现乳腺癌患者治疗后复发、监测乳腺癌转移患者对治疗的反应性。另外，血清 CA153 水平也是监测乳腺癌术后复发最有用的指标，96%的患者局部复发或全身转移时，在影像学和临床体格检查发现异常之前，血清 CA153 的表达水平已明显升高，当 CA153>100U/mL 时，可认为有转移性病变。肺癌、胃肠癌、卵巢癌及宫颈癌患者的血清 CA153 也可升高，应予以鉴别，特别要排除部分妊娠引起的含量升高。

乳腺癌早期，术前检查 20%~30%的患者血中 CEA 含量升高，而晚期及转移癌 50%~70%出现 CEA 高值。血清铁蛋白反映体内铁的储存状态，在很多恶性肿瘤如白血病、胰腺癌、胃肠道肿瘤、乳腺癌血清铁蛋白升高。单独检测 CEA 和 CA153 并非乳腺癌早期诊断的理想标志物，但联合检测可较好地监测乳腺癌化学治疗效果，提高监测效果。

▶ 如何解析宫颈癌诊断的肿瘤标志物？

目前高危型 HPV 检测已成为宫颈癌筛查的主要方法之一，对于预防和早期发现宫颈癌及其癌前病变有非常重要的意义。99.7%的宫颈癌都是 HPV 感染所引起的, HPV 感染不仅导致宫颈癌, 90% 的肛门癌, 40% 的外阴 / 阴道癌和 12% 的头颈癌也与 HPV 感染密切相关。根据 WHO 的推荐, 30~65 岁之间的女性均应进行高危型 HPV 检测筛查, 高危人群如 HIV 感染、器官移植、长期应用皮质激素的女性起始年龄应相应提前至 25 岁。HPV 感染非常普遍, 只要开始性生活, 一生中被 HPV 感染的概率非常高, 性活跃期女性 HPV 感染率占 50%~80%, 但并不是感染了 HPV 就一定会发展成宫颈癌, 应结合其他肿瘤标志物定期检查。

SCCA 是较公认的宫颈癌最可靠的血清标志物, 治疗前 SCCA 水平与分期、肿瘤大小、宫颈浸润深度、脉管浸润、淋巴结受累情况及临床疗效相关, 连续监测 SCCA 水平可反映肿瘤对放化疗的反应、治疗结束后的临床进程。通过动态监测 SCCA 可得知肿瘤的治疗效果。46%~92% 的复发患者在 2~8 个月之前即可检测到 SCCA 水平升高。

宫颈鳞癌患者血清 CYFRA21-1 也升高, 但敏感性不如 SCCA。有 25%~75% 未经治疗的宫颈腺癌患者 CA125 升高, 并与分级分期、瘤体大小、侵袭程度显著相关。宫颈鳞癌也可检测到 CA125, 但阳性率不及腺癌, CA125 是判定宫颈腺癌疗效及预后的指标。在许多宫颈癌患者的血清中, VEGF 通常升高, 对于治疗显著的患者 VEGF 显著下降。

▶ 如何看待和理解卵巢癌辅助诊断的肿瘤标志物?

作为卵巢癌重要的相关抗原 CA125 不宜用于筛查, 仅可与其他标志物联合检查以提高早期筛查特异性; 但 CA125 可作为绝经后女性卵巢癌的筛选参数, 尤其是对绝经后患下腹部肿块的女性, CA125 可用于鉴别诊断良恶性卵巢包块, 绝经后女性 CA125>95kU/L, 阳性预测值达 95%。CA125 对监测治疗效果也极具临床价值, 肿瘤全切以后, CA125 血清浓度会下降至正常水平, 一般术后 CA125 血清浓度下降快的患者 2 年和 5 年生存率均要比血清水平下降慢的要高。第一个化学治疗周期后, CA125 水平如能降至原来的 1/10, 表明病情转归良好; 首次治疗

CA125 水平持续升高表明预后不佳,建议每 2~4 个月检测 1 次,持续 2 年,然后逐渐减少检测频率。

约 84% 的卵巢癌患者可见 HCG 增高,虽不能用于诊断,但可用于卵巢癌的预后判断,血清 HCG 正常的卵巢癌患者 5 年生存率可高达 80%,而血清 HCG 升高的患者 5 年生存率仅 22%。

单个标志物诊断卵巢癌的特异性不高,现可组合的标志物包括 CEA、HCG、SIEX、CA125、CA19-9、TPA 和 TAG72 等。对于原发和复发的卵巢癌,最敏感的标志物是 CA125、TPA 和 TAG72,它们的敏感性分别为 65%~90%、65%~85% 和 60%~75%。而不同标志物具体的敏感性及临床实用性还取决于肿瘤的组织学类型,如 CA125 对非黏蛋白类的卵巢癌,其敏感性最高,可达 75%~90%,而 TAG72 只有 50%~60%。此外,CA125 在 35%~65% 恶性基质细胞瘤和 70% 胚细胞瘤的患者中也可见血清浓度明显升高。而对黏蛋白类的卵巢癌 TAG72 表现出最高的敏感性,为 70%。TPA 相对于这两种标志物来说,敏感性较低,所以其临床意义不大。CA125 和 TAG72 的敏感性还与卵巢癌的分期有关,CA125 在 Ⅰ、Ⅱ期的敏感性较高,而且对卵巢癌的特异性可高达 97%,所以它可作为绝经后女性卵巢癌的筛选参数,尤其是对绝经后患下腹部肿瘤的女性更有意义。

▶▶ 如何解读前列腺癌辅助诊断的肿瘤标志物?

随着年龄增长,前列腺疾病的发病率逐年增高。PSA 是一种可用来筛检是否罹患前列腺癌的肿瘤标志物,是最早报道的用于前列腺癌诊断的肿瘤标志物,是前列腺癌的特异性标志物,53%~71% 的早期患者及 86%~100% 的晚期患者都能通过血清 PSA 检查对其病情做出正确诊断。定期监测 t-PSA 和 f-PSA 及其比值,综合医生检查,适用于 40 岁以上男性早期筛查前列腺癌。正常男性血清中仅可检测到微量的 PSA(0~4ng/mL),在精液中其浓度大约是血清浓度的 100 万倍(0.5~5.5mg/mL)。血清 PSA 水平与前列腺疾病关系密切,但对前列腺良恶性疾病无特异性,在前列腺癌、前列腺增生、前列腺炎、急性尿潴留、前列腺的各种手术操作和有关前列腺的各种检查(如 DRE)中,即使仅有很轻微的损伤,均可引起血清 PSA 水平升高,但前列腺癌血清 PSA 的水平是前列腺炎的 10 倍。当血清 PSA 为 4.2~10.0mg/L 时,处在诊断的"灰区",其诊断的敏感性和特异性均较低,此时很难与前列腺肥大、急性前列腺炎等病变区分。PSA 的最大价值在于监测前列腺癌的治疗效果,并判断预后。大部分前列腺癌患者经治疗后 PSA 的水平会显著下降,而且下降程度与患者的预后呈正相关。治疗期间 PSA 一度下降后再次升高,提示肿瘤有转移或复发。一项前瞻性研究显示,患者血清 PSA 水平持续升高大于 3 个月,其 2 年内罹患前列腺癌的风险显著增加。

在前列腺癌患者中,骨钙素的阳性率为 70%~90%,与 PSA 相比,骨钙素对有骨转移的前列腺癌诊断的特异性和敏感性较高,但对于未出现骨转移及骨质破坏的早期患者而言,其诊断的敏感性和特异性较低,因而骨钙素可作为监测前列腺癌骨转移的重要指标。骨钙素阳性患者预后较差,可能是预后不良的重要指标。骨钙素和骨碱性磷酸酶两种标志物在骨增生性疾病中的水平也可能增高,因而应注意加以甄别。

▶▶ 类癌及副癌综合征相关肿瘤标志物有哪些?

副癌综合征又名副肿瘤综合征,是由肿瘤产物异常的免疫反应或其他不明原因引起的内分泌、神经、消化、造血、骨关节、肾脏及皮肤等系统的病变。

类癌是细胞形态类似癌细胞,但发展缓慢,表现为良性肿瘤症状,与癌症不同。类癌细胞可产生多种有生物活性的物质,其中最主要的是 5- 羟色胺、缓激肽、组胺及前列腺素等活性物质,可引起皮肤潮红、支气管痉挛、腹泻、瓣膜性心脏病等一系列症状,是比较特殊的副癌综合征。缓激肽引起皮肤潮红,皮肤温度不高,为冷型。5- 羟色胺引起的皮肤潮红,皮肤温暖,为热型。若已有肝脏转移,一方面因为产生的 5- 羟色胺过多,另一方面可直接进入肝静脉而进入体循环,再者肝脏因广泛类癌的侵犯使清除的功能降低。因此,在有肝脏转移后,类癌综合征即可发生。

阑尾是类癌综合征的好发部位,在年轻人做阑尾手术时,可偶然发现此病。发生在小肠的类癌综合征,其局部表现如腹部疼痛、肠道出血等。疼痛的原因可由于肠梗阻、肠套叠所致。类癌综合征多见于肠道类癌发生肝转移以后,主要临床表现为皮肤潮红,开始只持续 10~15 分钟,间隔几周到几个月发作 1 次,以后发作愈来愈频繁,一天可发作几次,持续时间也越来越长,可长达几小时。一般分为 3 个阶段。首先,24 小时尿中 5- 羟吲哚乙酸 >30mg,在类癌细胞内,因缺少脱羟酶而导致血中 5- 羟色胺浓度不高,而 5- 羟色氨酸浓度增高。24 小时尿中 5- 羟吲哚乙酸排出量波动很大,而且受食物的影响,如吃马铃薯、香蕉、菠萝后,尿中 5- 羟吲哚乙酸排出量增加,因此,需反复多次验尿,诊断才比较可靠。其次,在高度怀疑为类癌综合征的患者尿中 5- 羟吲哚乙酸排出量又不增加时,可做激发试验。由于激发试验可引起严重的低血压和支气管痉挛,因此做此试验应特别慎重。第三,胃肠道的类癌综合征可通过X线检查。

▮▶ 转移癌肿瘤标志物如何查看?

恶性肿瘤的特征性改变是转移,发生转移的肿瘤具备原发灶肿瘤标志物的特点,比如血清 CEA、CA19-9 和 AFP 对结直肠癌肝转移的诊断有明确的临床价值,联合检测可提高对结直肠癌肝转移的诊断准确性。胃癌有肝转移患者的血清 CA19-9、CA242、CA72-4、CEA 阳性率均显著高于无肝转移的患者,CA72-4 阳性与卵巢转移相关。血清 CEA、CA19-9、CA125 水平的增高与结直肠癌肝转移具有相关性。Logistic 多因素回归分析显示,血清 CEA、CA19-9、CA125 水平是结直肠癌肝转移的独立相关因素。血清 CA125、CA153、CEA 等标志物联合检测在乳腺癌骨转移诊断中应用价值较高。肺癌脑转移与 CEA、CYFRA21-1、SCC-Ag 升高、分化程度低、淋巴结转移有关,而与性别、年龄、吸烟史、

AFP、NSE、CA125、病理类型无关；其中 CYFRA21-1、CEA、SCC-Ag 升高、分化程度低、淋巴结转移是肺癌脑转移的独立危险因素。

癌细胞转移后对靶器官组织破坏后也会出现一些肿瘤标志物的变化，胃癌、结直肠癌等腹腔癌转移到肝脏，黄疸、转氨酶和凝血酶等肝功能指标会发生变化，乳腺癌、肺癌和前列腺癌发生骨转移时溶骨可导致碱性磷酸酶水平升高，这些标志物可提示远处转移发生，对化学治疗和预后评估也极具指导意义。

▐▶ 血浆 Hsp90α 检测对肿瘤患者的疗效评估意义如何？

Hsp90α 能被肿瘤细胞分泌到细胞外，分泌型 Hsp90α 能促进肿瘤侵袭及转移，且其在血液中的含量与肿瘤恶性程度正相关。有些肿瘤患者尽管并未表现出相关症状，但其血液中的 Hsp90α 含量可能已经升高。患者只需取一滴血液，即可通过 Hsp90α 定量检测试剂盒检测血浆中 Hsp90α 的含量。Hsp90α 含量超出参考值范围时，建议采取其他检查手段，提高肿瘤的早期诊断率，从而大大提高治愈率或延长患者生存期。患者血液中 Hsp90α 含量的高低还与病情变化有较好的对应性，可实时、较准确地反映治疗效果，为医生制订和及时调整治疗方案提供参考。这对于提高肿瘤患者的病情监测和疗效评估水平、实现肿瘤个体化治疗具有重要作用。Hsp90α 是目前世界上性能最优越的肝癌肿瘤标志物。当 Hsp90α 的特异性为 90% 时，检测肝癌的敏感性为 93%，准确性为 92%，高出临床公认用于肝癌检测的标志物 AFP 约 1 倍。在 AFP 检测结果为阴性的肝癌患者中，Hsp90α 的检出率高达 94%。Hsp90α 还突破了 AFP 的局限，对多种常见的肝癌类型均有较高的敏感性。临床试验证实，Hsp90α 还具有广谱特性，其用于乳腺癌、肺癌、结直肠癌、前列腺癌、胰腺癌、胃癌等其他多个癌种的临床试验也将在近期完成。

▐▶ MG7 在胃癌发生和转移早期诊断中的应用价值是什么？

MG7 是在胃癌组织和细胞系中特异性高表达的一种中性糖脂抗

原。其表达水平在萎缩性胃炎、肠上皮化生、上皮内瘤变、胃癌中逐渐增高,可作为胃癌预警标志物,用于胃癌发病风险预测。此外,MG7 在高级别上皮内瘤变和黏膜内癌中的细胞着色模式是评估胃癌发病风险的关键,被认为是具有预警意义的肿瘤性病变着色模式。20 世纪 80 年代,我国研制出了 MG7 单克隆抗体,并研发了 MG7 胃癌血清诊断试剂盒和 MG7 免疫组化试剂盒。

MG7 胃癌血清诊断试剂盒在胃癌血清中具有重要的诊断价值,可用于胃癌的血清学辅助诊断。肿瘤生物学国家重点实验室与合作单位进一步确立了 MG7 胃癌血清诊断试剂盒、RNF180/Septin 9 试剂盒对胃癌的高敏感诊断价值体系,其联合诊断敏感性可达到 70%,且特异性在90%以上;在临床 1~2 期胃癌患者中敏感性达 40.7%以上,是迄今为止国际上胃癌血清学早期诊断方面敏感性、特异性最高的胃癌标志物组合。继 MG7 胃癌血清诊断试剂盒推广应用后,临床医学研究中心将进一步开展 MG7 免疫组化试剂盒的验证和推广应用,旨在为在全国范围内尤其基层医院开展胃癌的癌前病变及早癌的免疫组化识别提供便利、有效的技术和方法,为提高我国胃癌早诊早治及全民对胃癌的防范意识提供基础。

▶ 定量隐血检测在结直肠癌诊断中的应用和准确性是什么?

定量隐血检测是利用免疫乳胶凝集法检测粪便中血红蛋白的含量,当其含量升高时提示结直肠癌和进展期腺瘤发生的可能性,进一步检查后,可提高结直肠癌的早期诊断。定量法与定性法 FOBT 检测均为免疫学方法,前者采用乳胶凝集光学检测技术自动检测,后者采用免疫层析技术人工判读结果。在二者阳性阈值相同(100ng/mL)的情况下,定量法的敏感性仍显著高于定性法,其准确性高达 90%以上。定量法在密闭环境下完成自动化检测,检测条件标准化,减少了环境因素影响和人员操作的误差。定量法的采便方式更科学,通过采便器多部位刮取样本,准确定量,缓冲液可延长粪便中血红蛋白的稳定性。而定性法检测结果受患者采集粪便样本的部位、方式及检测者人工操作的影响较大。定性法检测存在明显的钩状效应，血红蛋白浓度过高时会出现假阴性结果。

▮▶ 早期胃肠癌肿瘤标志物 CST4 的应用价值是什么？

半胱氨酸蛋白酶抑制剂 4（CST4）是一种分泌型蛋白，可与半胱氨酸蛋白酶结合，抑制细胞内外的半胱氨酸蛋白酶活性，阻止其对细胞外基质水解，进而在肿瘤的生长、血管生成、浸润和转移起重要作用。研究表明，CST4 基因及蛋白在胃肠癌组织中异常高表达，而在胃肠道正常组织中低表达。胃癌或肠癌患者的血清中 CST4 蛋白也异常高表达，而正常组织中低表达，因此，定量检测患者血清中的 CST4 浓度可作为胃肠癌肿瘤标志物。CST4 对早期胃肠癌的敏感性远高于传统胃肠癌肿瘤标志物（CEA、CA19-9、CA72-4、CA125）。在判断疗效，监测转移、复发等方面，与病情进展的符合率高达 75% 以上；诊断胃肠道肿瘤的敏感性超 70%，特异性达 85%，总符合率达 80% 以上，优于目前常用的标志物 CEA 和 CA19-9。

▮▶ 基于定量 PCR 技术的粪便基因检测技术在结直肠癌早期发现中的作用是什么？

粪便多靶点基因检测是目前最新的技术，已在美国获得 FDA 批准应用于临床。所使用的高通量测序技术，使每个样本的数据量和样本数都会大幅度增加，检测敏感性更高，因此，即使非常低频的突变也可在非常早期的阶段被发现。现已确定的检测位点是 KRAS 基因突变和基因甲基化，这些基因突变在很多文献中被明确指出与结直肠癌的发生发展相关，同时检测粪便中血红蛋白的含量，可对胃肠道的出血情况进行监测。另外，根据中国人群的数据，制订符合中国人的预判模型。因此，对肠癌和腺瘤的敏感性很好，高达 96% 以上。粪便基因检测技术在结直肠癌早筛领域的可行性,帮助优化医疗资源,有效地提高早诊早治率,避免因晚期发现而带来沉重的经济负担。

▧▶ 血浆 Septin9 甲基化可否预测结直肠癌的发生?

结直肠癌(CRC)是我国常见的恶性肿瘤,结肠镜检是早期诊断的主要手段,患者对于结肠镜检查的依从性较低。研究发现,CRC 患者外周血 Septin9 基因甲基化有较高的检出率,在 CRC 癌前病变患者外周血中亦可检出 Septin9 基因甲基化发生,但其发生率低于正常对照人群。Septin9 基因位于常染色体 17q25.3,表达高度保守的 GTP 结合蛋白,广泛存在于人类细胞。研究显示,Septin9 基因甲基化在 CRC 及部分癌前病变患者外周血中有较高的检出率。Septin9 基因甲基化可出现在各期 CRC 中,阳性率不受患者性别、年龄、病变部位的影响,并随分期增高而呈升高趋势。尽管 Septin9 基因甲基化在 CRC 中具有很高的检出率,但其在结肠腺瘤中的检出率却较低。无论在 CRC 早期阶段或是晚期阶段,Septin9 基因甲基化检测的敏感性均高于 CEA 及 CA19-9。这些研究均提示,相比于 CEA 及 CA19-9 而言,Septin9 基因甲基化检测 CRC 的诊断价值更高。Septin9 基因甲基化可见于多种肿瘤,但其在 CRC 中的检出率远高于其他肿瘤和正常人。Septin9 基因甲基化可用于预测结直肠癌的发生,但需要结合临床。

▧▶ NMP22 对膀胱癌早期发现的意义是什么?

NMP22 构成细胞核内部框架,并与 DNA 复制、RNA 合成和激素合成有关。进一步研究表明,核基质蛋白参与了基因表达的调节和协调。由于细胞死亡(如凋亡),该蛋白从细胞内释放出来,并达到可检测的水平,通常膀胱癌上皮细胞内 NMP22 的含量比正常尿路上皮高几十倍。

临床诊断试验包含 803 例患者,其中膀胱癌组 392 例,其他泌尿系良性疾病/有非膀胱癌肿瘤史或患非膀胱部位的活动期癌症患者组411 例。

结合膀胱镜检和术后病理检查结果,统计分析 NMP22 检测的敏感性和特异性。结果 NMP22 检测膀胱癌的总体敏感性为 69.6%,特异性为 84.9%。337 例膀胱癌患者获得病理分期结果显示,NMP22 检测的敏感性分别为 Ta~T1 期 69.6%、T2~T4 期 82.0%;322 例获得病理分级结果显示,NMP22 检测的敏感性分别为 G1 级 60.5%、G2 级 66.2%、G3 级 90.9%。NMP22 在早期膀胱癌患者尿液中就可发现,具有早期发现膀胱癌的价值。

▍▶ 鼻咽癌肿瘤标志物 Rta 早期预警价值是什么?

鼻咽癌(NPC)的发生发展与 EB 病毒感染、机体的生理和免疫因素密切相关。Rta 蛋白是 EB 病毒裂解早期基因 BRLF1 的编码产物,是 EB 病毒由潜伏期转向裂解期的关键性调控因子, 它能引起一系列的裂解早期基因的相继表达,最终引发 EB 病毒裂解感染。在 EB 病毒相关性鼻咽癌中,EB 病毒 BRLF1 基因特异性地表达 Rta 蛋白, 它诱导鼻咽癌上皮细胞分裂癌变。同时 Rta 蛋白的存在会诱发机体产生 Rta 蛋白抗体,因而成为检测 EB 病毒相关性鼻咽癌的特异性血清学指标。Rta-IgG 抗体检测 NPC 的敏感性达 84.7%,特异性为 88.1%,比 IgA 抗体更为灵敏,可作为 NPC 血清学诊断的重要标志物之一。EB 病毒感染是鼻咽癌的主要诱因。EB 病毒感染可分为潜伏感染期和裂解复制期两种状态,在初次感染后,该病毒可在宿主体内建立起终身潜伏感染,而只有 EB 病毒由潜伏状态进入裂解复制状态感染时, 才与诱发鼻咽癌有关。EB 病毒裂解期早期基因 BRLF1 表达蛋白 Rta 在鼻咽癌病变过程中扮演了重要的角色,它能反向激活 EB 病毒潜伏期的各个基因和下游的一系列基因,并进一步引发了裂解感染各期基因的"瀑布式表达",诱导鼻咽部细胞发生异常分裂而产生癌变,即 Rta 蛋白是在 EB 病毒进入裂解期最早时表现。Rta 蛋白是细胞刚刚开始分裂癌变时表达出的分子靶标,因此,检测血液中 Rta-IgG 抗体,可在癌肿出现之前早期做出诊断。Rta 仅在鼻咽癌细胞中高量表达,因此对诊断鼻咽癌具有特异性。EBV-DNA、Rta-IgG 抗体对患者临床分期有重要意义, 能很好地反映肿瘤消长,有助于评估鼻咽癌患者病程和有望成为分期系统的分子指标，有利于早期诊断、早期治疗，生存率为90%以上，无须漫长的放化疗，有较好的生活质量。鼻咽癌没有特殊症状，误诊率高。

▮▶ DNA 甲基化诊断肺癌发生、演进和预后的价值是什么？

DNA 甲基化是指甲基供体(S- 腺苷甲硫氨酸，SAM)在 DNA 甲基转移酶(DNMT)的作用下，将甲基添加到 DNA 分子的碱基上，以胞嘧啶 - 鸟嘌呤二核苷酸(CpG)中的胞嘧啶 5 位碳原子和甲基间的共价结合最常见，CpG 中胞嘧啶由此被修饰为 5 甲基胞嘧啶(5mC)。DNA 甲基化修饰后在离体状态表现出更强的惰性，如亚硫酸氢钠可使非甲基化的胞嘧啶转变为尿嘧啶，而不能改变甲基化的 CpG 中的胞嘧啶，在活体状态表现为基因表达活性的降低。因此，高甲基化状态意味着基因表达的失活 / 抑制 / 沉默，而低甲基化状态意味着基因表达的激活 / 活化。研究发现，肿瘤细胞在抑癌基因、修复基因等启动子区的甲基化状态是升高的，即高甲基化，从而导致了相应抑癌基因等的表达受到抑制，且发现肿瘤细胞的高甲基化基因多发生于启动子区的CpG 岛，而正常细胞启动子区的 CpG 岛多处于非甲基化状态。大量研究发现，许多疾病均可能存在特异性的甲基化谱，甚至在疾病的不同阶段甲基化谱也不尽相同。此外，据研究，肿瘤细胞发生 CpG 岛高甲基化的频率远高于基因突变。

1. DNA 甲基化与肺癌治疗方案的选择：在一个基于 microRNA 和 DNA 甲基化标志物联合应用分析 Ⅰ 期肺腺癌预后的队列研究中发现，HOXA9 启动子区的高甲基化意味着更低的总体生存率和更高的肿瘤复发率；两种标志物的联合应用可更为明确地将两个队列中的高复发危险的患者识别出来。

2. DNA 去甲基化药物与肺癌治疗：与经典遗传学研究的 DNA 序列改变具有的不可逆性不同的是，包括 DNA 甲基化及组蛋白甲基化修饰在内的多数表观遗传学改变是可逆的，通过逆转 DNA 甲基化治疗疾病的思路为疾病治疗描绘了乐观的蓝图。DNA 甲基化的形成与维持均是在 DNMT 作用下实现的。DNMT 共 3 个家族，3 种 DNMT 共同维持 DNA 甲基化状态，并表现为正常组织低表达与肿瘤组织中的高表达。以 DNMT 为作用靶点成为药物研发的新方向。

3. 针对肿瘤全基因组水平低甲基化状态与局部基因启动子区的高甲基化状态：我们不能只针对高甲基化状态去开发去甲基化药物，针对低甲基化状态去开发促甲基化药物也是一个需要研究的方向，甚至对甲基化进行双向调节维持平衡药物进行研发也是一个方向，而且去甲基化机制的研究很可能会促使新的药物靶点的发现与开发。

▮▶ miRNA 作为肿瘤标志物在癌症的早期诊断中有何优势？

miRNA 是一系列进化保守的长 20~25 个核苷酸的单链 RNA 分子，属于内源性非编码 RNA。miRNA 通过和靶基因 mRNA 完全或不完全互补配对，抑制蛋白的翻译表达过程或促使 mRNA 的降解。miRNA 的调控机制复杂且多样化。通过调节靶基因的表达，miRNA 可指导一系列生物学机制，如胚胎生长、细胞生长、凋亡及细胞分化等。miRNA 作为肿瘤标志物具有以下五大优点。

（1）miRNA 在正常人外周血中表达稳定且可稳定存在，无显著的个体差异。

（2）血清或血浆中 miRNA 在室温下孵育 24 小时或以上、反复冻融（可高达 8 个冻融周期）、过酸、过碱甚至煮沸条件下不易降解。

（3）miRNA 表达水平的变化与恶性肿瘤的病理过程密切相关。

（4）血清中 miRNA 的异常表达可作为肿瘤细胞存在的直接证据，具有很好的生物学标志物价值。

（5）miRNA 相比于蛋白标志物，不仅检测准确性更高，且更易于实现多组分同时检测，优越性明显。

▮▶ 癌症早期诊断中长链非编码 RNA 的意义如何？

长链非编码 RNA（lncRNA）是指长度在 200~100 000nt 之间的 RNA

分子，是 RNA 聚合酶Ⅱ转录的产物，一般不编码蛋白，lncRNA 参与 X 染色体沉默、染色质修饰、转录激活、转录干扰、核内运输等多种重要的调控过程。哺乳动物基因组序列中 4%~9% 的序列产生的转录本是 lncRNA（相应的蛋白编码 RNA 的比例是 1%），虽然近年来关于 lncRNA 的研究进展迅猛，但绝大部分 lncRNA 的功能仍然是不清楚的。随着研究的推进，各类 lncRNA 的大量发现，lncRNA 的研究将是 RNA 基因组研究非常吸引人的一个方向，使人们逐渐认识到基因组存在人类知之甚少的"暗物质"。国际上对于具有肿瘤抑制作用的 lncRNA 研究较少，MEG3 是其中研究较多的一种肿瘤抑制型 lncRNA，其低表达可引起神经胶质瘤、膀胱癌及胃癌等。MEG3 可与 p53、Rb、血管内皮生长因子和生长分化因子 15 相互作用，调节细胞增殖、分化及肿瘤组织血管生成。另一种相对常见的肿瘤抑制型 lncRNA 是生长阻滞特异性转录本 5（Gas5）。Gas5 通过调节 p21 和 E2F1 蛋白的表达来抑制细胞增殖，促进细胞凋亡，起到抑制肿瘤的作用。相信随着生物技术的不断发展和成熟，lncRNA 在肿瘤中的作用及机制将深入研究，lncRNA 一定会应用于临床，给肿瘤患者带来福音。

▮▶ CTC 在肺癌诊疗过程中的意义是什么？

CTC 是指原发肿瘤或转移病灶内的肿瘤细胞通过主动迁移、侵袭或者外在因素干扰导致其被动脱落，从而进入循环形成的细胞。CTC 检测目前在肺癌诊疗过程中主要运用于以下几个方面。

1. CTC 的筛查诊断：CTC 的检测可早于胸部 CT 发现非常早期的癌，其辅助影像学检查有助于提高诊断的准确性，从而早期治疗，使术后生存获益。此外，CTC 的检测联合 CT 检查有望弥补单纯 CT 检查在肺部疾病良恶性鉴别中的不足，并且亦可避免患者接受胸部 CT 引导下穿刺等有创检查带来的风险。

2. CTC 的疗效评估：CTC 的检测还可评估化疗方案；CTC 数量的变化可反映化学治疗的效果；CTC 的检测也可分析肺癌患者有无 EGFR

突变、ALK 重排,指导个体化靶向治疗及评估靶向治疗的耐药情况。

3. CTC 的术后监测与预后判断:与常规胸部 CT 检查相比,CTC 的检测可更早更准确地反映体内肿瘤活动的情况,因此,对术后发现早期复发转移的意义重大。

(郑华川 刘冬妍 卢仁泉 佘彬)

第四章

治疗篇

▶ 哪些肿瘤需要进行分子分型标志物的检测？

可以说所有的恶性肿瘤都有必要进行分子分型标志物的检测，用于指导诊断和治疗，但并不是所有的肿瘤都有明确和特异的分子标志物，目前比较明确的必须进行分子分型的肿瘤如下。

1. 乳腺癌：乳腺癌是分子分型的典范，根据 ER、PR、HER2 和 Ki-67 的表达情况，分为 Luminal 型（Luminal A 型和 Luminal B 型）、HER2 阳性型、三阴性乳腺癌等，不同分型的乳腺癌需要采用不同的治疗方法。

2. 肺癌：具体说是非小细胞肺癌，主要是根据驱动基因的不同进行分型，包括 EGFR 基因、EML4-ALK 融合基因、ROS1 基因、KRAS 基因、c-MET 基因等，不同驱动基因突变类型的肺癌将接受不同的靶向药物治疗。

3. 非霍奇金淋巴瘤：非霍奇金淋巴瘤是一组异质性淋巴系统恶性肿瘤，也是分子分型最复杂的肿瘤，2016 年版 WHO 淋巴瘤分类有 80 多种，必须检测淋巴细胞表面的免疫表型，区分 B 细胞淋巴瘤和 T/NK 细胞淋巴瘤及分化阶段，还需要进一步检测肿瘤相关的细胞遗传学改变，才能明确具体的病理类型，指导个体化用药和预后判断。

4. 白血病：MICM 分型是白血病诊断治疗的基础。

其他的恶性肿瘤也有特定的分子标志物，不过尚未形成分型的基础。

▶ 非小细胞肺癌患者为什么要做基因检测？目前非小细胞肺癌患者常规需要做哪些基因检测？

随着分子生物学的发展，多种基因突变与表达异常被证实与 NSCLC 的发病和耐药相关。针对这些驱动基因开发的靶向药物，可靶向抑制致癌分子，特异性灭杀肿瘤细胞，而几乎不影响正常细胞。与传统的细胞毒性化学药物相比，靶向治疗具有显著的疗效和良好的安全性，已成为晚期非小细胞肺癌的标准治疗之一，开启了非小细胞肺癌精准靶向治疗的新时代。靶向治疗的关键就是一定要有驱动基因存在，才能针对这个基因选择靶向药物,因此,必须首先检测非小细胞肺癌相关的驱动基因,才能指导靶向用药。目前非小细胞肺癌常规检测的靶基因主要包括 EGFR 突变(18、19、20、21 外显子)和 ALK 融合基因,具有临床意义的目标靶点变异如 KRAS 突变、ROS1 融合、HER2 突变、BRAF V600E 突变、RET 融合、MET 扩增和 MET14 外显子跳跃突变等。

▶▶ 小细胞肺癌也需要做基因检测吗？

小细胞肺癌一般不常规做基因检测。虽然非小细胞肺癌患者的驱动基因突变率有 50%~60%,但小细胞肺癌到目前为止尚未发现明确的驱动基因。非小细胞肺癌相关的驱动基因如 EGFR,在小细胞肺癌中的突变率不到 10%,因此,不推荐小细胞肺癌患者常规行基因检测。然而,小细胞肺癌还会有很少一部分患者存在不同的基因突变, 所以有条件的患者也可考虑基于 NGS 的基因检测,发现可能的驱动基因,争取靶向治疗机会。

▶▶ EGFR 突变非小细胞肺癌患者使用 EGFR-TKI 耐药后要做什么标志物检查？

EGFR 敏感突变的晚期非小细胞肺癌患者经过 9~13 个月治疗时间后,均会发生耐药,因此,深入研究 EGFR-TKI 的耐药机制,对耐药后的治疗具有重要意义。EGFR-TKI 耐药包括原发性耐药和继发性耐药。EGFR 19 外显子缺失突变和 21 外显子 L858R 点突变是常见的敏感突变,而 20 外显子插入或重复突变则与 EGFR-TKI 耐药有关。KRAS 基因是 EGFR 下游信号通路的关键环节,KRAS 突变可能与 EGFR-TKI 的原发性耐药有关,并可作为 EGFR-TKI 疗效不良的预测分子。继发耐药中,EGFR T790M 突变是 EGFR-TKI 获得性耐药最常见的机制, 大概有 49%的患者会发生 T790M 突变。原癌基因 MET 扩增所致的旁路激活是 EGFR-TKI 获得性耐药的另一个常见形式,大约 5%的患者会出现 MET 扩增。HER2 扩增也可能为 EGFR-TKI 的获得性耐药机制之一,有研究发现,EGFR-TKI 耐药患者中 HER2 扩增发生率为 12%。EGFR 下游信号分子的异常活化如 PI3K/AKT、PTEN、ERK/MAPK 等活化也与 EGFR-TKI 获得性耐药有关。仍然有部分 EGFR-TKI 耐药的机制还不清楚。

▌▶ 乳腺癌必须做分子分型吗?

乳腺癌必须做分子分型。传统的肿瘤解剖病理分期对乳腺癌的诊断和治疗起到重要的作用,但乳腺癌是一种高度异质性的肿瘤,临床上发现组织学类型和病理分期相同的患者,在临床表现、治疗反应和疾病预后方面有明显的差异,主要原因在于存在不同的分子表型,不同分子分型的乳腺癌的治疗方案和生存预后截然不同。

目前最常用的分子分型是基于免疫组化检测结果进行的分型,通常根据雌激素受体（ER）、孕激素受体（PR）、人表皮生长因子受体 2（HER2）及 Ki-67 表达水平将乳腺癌分成 4 种分子亚型:Luminal A 型（管腔样 A 型）、Luminal B 型（管腔样 B 型）、HER2 阳性型和三阴性。多基因表达谱分型如 Oncotype DX 和 MammaPrint,因操作复杂、费用昂贵、标准不统一,目前基于中国人群基因检测数据较少,国内缺乏相应的行业标准与共识,目前未在临床中广泛应用。

▌▶ 乳腺癌 HER2 免疫组化 2+ 有必要做 FISH 检查吗?

必须进行 FISH 确认。HER2 阳性指 HER2 基因的扩增和蛋白的过度表达。只有 HER2 过表达和基因扩增的乳腺癌患者接受曲妥珠单抗治疗才有效,因此,准确检测 HER2 状态非常重要。目前一般采用免疫组织化学(IHC)检测 HER2 蛋白过度表达,应用荧光原位杂交(FISH)鉴定 HER2 基因扩增。基于免疫组化的 HER2 结果定义 IHC 3+ 为 HER2 阳性,IHC2+ 为 HER2 不确定病例,IHC 0 和 + 为 HER2 阴性。IHC 3+ 与 FISH 阳性的一致性较好,符合率可达到 90%。而 IHC 2+ 认为是 HER2

结果不确定，与 FISH 结果的符合率为 30%~50%，因此必须进行 FISH 确认。

▶ 哪些人群需要做 BRCA 基因检测？

BRCA 基因是乳腺癌易感基因（breast cancer susceptibility gene）的缩写，包括 BRCA1 和 BRCA2，是最早发现的直接与遗传性乳腺癌和卵巢癌有关的两个基因。作为抑癌基因，二者主要调节细胞复制、DNA 损伤修复，同源重组和转录调控，在维持细胞正常生长及人类基因组稳定方面起着重要作用。如果 BRCA1/2 基因的结构发生了某些改变，那么它所具有的抑制肿瘤发生的功能就会受影响，BRCA1/2 基因突变将大大增加乳腺癌和卵巢癌的发病风险。通过对 BRCA1/2 突变的检测，可筛检出乳腺癌、卵巢癌及其他相关恶性肿瘤的高危人群，有利于该类疾病的早期诊断治疗。

美国国立综合癌症网络（NCCN）推荐确诊为乳腺癌的年轻女性进行 BRCA 基因突变检测。凡是符合下述一条或多条标准的咨询者都建议进行下一步的个性化风险评估、遗传咨询、基因检测和应对策略。只有在患者实在无法进行基因检测的情况下，才考虑检测家庭中未确诊癌的家庭成员。

（1）家族中具有已知的 BRCA1/BRCA2 突变或其他癌症易感基因的个体。

（2）个人有乳腺癌史，同时含有以下一项或多项：①诊断年龄≤45岁；②诊断年龄≤50岁并伴有新增的乳腺癌原发灶、≥1位在任何年龄患乳腺癌的近亲、≥1位患胰腺癌的近亲、≥1位患前列腺癌的近亲（Gleason 评分≥7）、未知或有限的家族史信息；③诊断年龄≤60岁的三阴性乳腺癌；④任何诊断年龄并伴有≥1位近亲的乳腺癌诊断年龄≤50岁、≥2位近亲在任何年龄患乳腺癌、≥1位近亲患卵巢癌、>1位近亲在任何年龄患胰腺癌和（或）前列腺癌（Gleason 评分≥7）、1位男性近亲患乳腺癌，个体属于与高频率突变有关的种族（如德系犹太人）时，不需要其家族史信息。

（3）个人有卵巢癌史。

（4）个人有男性乳腺癌史。

（5）个人有前列腺癌史（Gleason 评分≥7），同时伴有≥1 位近亲患有任何年龄的乳腺癌和（或）卵巢癌和（或）胰腺或前列腺癌（Gleason 评分≥7）。

（6）个人有胰腺癌史，同时伴有≥1 位近亲患有任何年龄的乳腺癌和（或）卵巢癌和（或）胰腺或前列腺癌（Gleason 评分≥7）。

（7）个人有胰腺癌史，同时是德系犹太血统。

（8）仅有家族史，这种情况下应该讨论对未发病个体的基因检测结果解释存在明显的局限性：①第一或二代的近亲满足以上任意标准；②第三代亲属患乳腺癌和（或）卵巢癌并且其有 1~2 位近亲患乳腺癌（至少 1 位乳腺癌≤50 岁）和（或）卵巢癌。我国还未有相应的指南或共识，目前参考 NCCN 指南。

▐▶ 胃癌患者需要做 HER2 检测吗？

《人表皮生长因子受体 2 阳性晚期胃癌分子靶向治疗的中国专家共识》和《NCCN 消化系统肿瘤临床实践指南》中均明确指出，每一例病理确诊胃癌的患者均需接受 HER2 检测，并在必要时进行重复活检。

HER2 是一种癌基因，在细胞的增殖、凋亡、黏附、分化及浸润方面起着十分重要的作用，在正常情况下其处于未激活状态，而当其受到某些致癌因素的作用后会被激活，可使得机体的正常组织细胞出现恶化。它的高表达已经在多种肿瘤中被发现，如乳腺癌、结直肠癌、膀胱癌、卵巢癌等。转移性胃癌 HER2 的阳性率约为 16%，HER2 高表达与胃癌病理特征如淋巴结转移、细胞分化程度、淋巴血管侵犯、Lauren 分型有关，HER2 阳性胃癌患者预后不良。然而，HER2 阳性胃癌患者接受曲妥珠单抗（抗 HER2 单抗）联合化疗的靶向治疗模式，可明显提高患者的疗效和中位生存时间，改善患者的生存和预后。因此，HER2 可作为胃癌诊断及治疗的重要指标，对预测胃癌预后和指导胃癌个体化治疗具有重要的临床意义。

▮▮▶ 什么是 MMR？其检测有何价值？

MMR 是 mismatch repair 的缩写，指错配修复，MMR 基因是生物进化过程中的保守基因，属于管家基因，具有修复 DNA 碱基错配，防止基因突变，有利于 DNA 复制高保真性，在维持基因组的稳定性和降低自发性突变方面起到关键作用。目前已经发现的人类 MMR 基因有 9 个，其中 MLH1、MSH2、MSH6 和 PMS2 是 MMR 家族中的主要成员。

MMR 基因缺陷则会导致微卫星不稳定(MSI)，即由于 DNA 复制错误导致微卫星重复序列长度的改变，进一步可导致 MMR 蛋白表达缺失，从而影响正常细胞功能。MMR 功能缺陷与多种肿瘤，尤其是与遗传性非息肉性结直肠癌、部分散发性结直肠癌密切相关。大约有 15% 的结直肠癌患者存在 MMR 功能缺陷，MMR 功能缺陷的患者的肿瘤具有复发率低、缓解期长、低转移和存活率较高的特点，预后相对较好。MMR 蛋白缺失不仅提示 Lynch 综合征，还可能成为预测结直肠癌化学治疗效果及预后的指标。Ⅱ期结直肠癌，有高危因素，需要辅助化疗患者。建议检测组织标本 MMR 或 MSI，如为 dMMR 或 MSI-H，不推荐氟尿嘧啶类药物的单药辅助化疗。此外，MMR 基因检测可用于指导免疫治疗，2017 年 5 月 PDA 批准了 PD-1 单抗治疗携带有 MMR 基因缺失的实体瘤患者，患者的总体客观缓解率达到了 39.6%。

▮▮▶ 结直肠癌患者都需要做 ras 基因检测吗？

首先应该大概了解 ras 基因的概念，ras 基因是一种原癌基因，人类的 ras 基因家族主要有 3 个成员，分别是 H-ras、K-ras、N-ras，这三者均与人类肿瘤相关，其中最为密切相关的是 K-ras 基因，且此基因最易发生突变而致癌。研究表明，在结直肠癌患者中，ras 基因平均突变率为

30%~50%,所以进行 ras 基因检测显得尤为重要,因为 ras 基因突变的患者不但不能从抗表皮生长因子受体(EGFR)治疗获益,反而可能增加不良反应风险。但是否所有的结直肠患者都需要做 ras 基因检测呢?答案是否定的,因为抗表皮生长因子受体(西妥昔单抗)治疗的适应证是转移性结直肠癌患者,通俗一点来说就是晚期结肠癌患者,通过与化疗药联合使用,可起到增强效果的作用。一般来说,不常规推荐早、中期结直肠癌患者行 ras 基因检测,而晚期结直肠癌患者则必须行 ras 基因检测,若 ras 基因为野生型(即正常型),才能考虑接受抗表皮生长因子受体(西妥昔单抗)治疗。最早基因检测仅限于 K-ras 基因的 12 和 13 密码子,后续的研究则逐渐增加了对新的基因和新的突变位点的检测。目前 N-ras 基因的 12、13、59、61、117 和 146 密码子也均作为西妥昔单抗用药前需检测的基因,也就是所谓的全 ras 基因检测,只有 K-ras 基因和 N-ras 基因均野生型的患者,最能从抗表皮生长因子受体(西妥昔单抗)治疗中获益。

▶▶ 卵巢癌患者检测 CA125 和 HE4 的价值是什么?

CA125 是卵巢癌的早期诊断、治疗过程中的疗效观察、预后判断、检测复发及转移的重要指标。但它的轻度升高也可见于多种良性疾病,如卵巢囊肿、子宫内膜异位症、宫颈炎、子宫肌瘤、胃肠道疾患、肝炎、肝硬化等。CA125 在卵巢癌治疗前后的水平变化作为疗效监测的指标是可靠的,CA125 作为复发指标比影像学证据早 1~6 个月。临床实际应用中发现,CA125 升高应考虑复发转移,复查血 CA125 并行腹部或盆腔的影像学检查是明智的选择。但 CA125 并不是诊断卵巢恶性肿瘤的特异性肿瘤标志物,因此,必须找到其他的肿瘤标志物与 CA125 结合。那么 HE4 在卵巢癌组织特别是上皮来源的卵巢恶性肿瘤中高表达,而在卵巢良性组织中低表达或不表达。它对卵巢癌尤其是早期诊断卵巢癌有较高的敏感性。所以 CA125 和 HE4 的联合检测提高了卵巢癌诊断的敏感性,弥补了单项肿瘤标志物对诊断卵巢癌阳性率不高的缺点,减少了漏诊率。

▌▶ 非霍奇金淋巴瘤做这么多分子标志物检测有必要吗？

非霍奇金淋巴瘤（NHL）是一组起源于淋巴细胞，主要发生于淋巴结及其他淋巴组织的恶性肿瘤，分类复杂种类繁多，在临床表型、预后、治疗反应等方面差异较大。WHO 根据细胞起源、形态学、免疫表型、遗传特征及临床特征，将非霍奇金淋巴瘤分为低度恶性 B 细胞淋巴瘤、高度恶性 B 细胞淋巴瘤、成熟 T/NK 细胞淋巴瘤，并进一步细分为 80 多个亚型。大家不禁要问，有必要做这么多分型吗？答案是肯定的。淋巴瘤不仅仅是一种单一的疾病，它具有高度的异质性，不同亚型间差别非常大。虽然都是由淋巴细胞恶变导致的，但由于恶变发生在淋巴细胞发育的不同阶段，早期、中期、晚期到成熟的阶段，导致结果千变万化。重要的是淋巴瘤的预后较好、治疗效果好，是具有高度治愈可能性的肿瘤。因此，需要进行详细的分子分型，针对不同类型的淋巴瘤，在第一时间采取最有效、最好的方案治疗，才能达到根治的目的。

▌▶ 什么是 M 蛋白？有什么意义？

M 蛋白是浆细胞或 B 淋巴细胞单克隆恶性增殖所产生的一种氨基酸组成上均一的异常单克隆免疫球蛋白，其本质是一种免疫球蛋白或免疫球蛋白的片段，又叫作 monoclonal protein、monoclonal immunoglobulin、myeloma protein 或 M-spike。因其产生于单一克隆，又多见于多发性骨髓瘤、巨球蛋白血症及恶性淋巴瘤，它们都是以 M 开头的疾病，故称为"M蛋白"。

M 蛋白可通过血清蛋白电泳、血清免疫球蛋白轻链定量、免疫固定电泳和尿（24 小时）免疫球蛋白轻链定量等方法进行检查。M 蛋白升高可分为恶性与意义不明两类。恶性 M 蛋白升高多见于多发性骨髓瘤、巨球蛋白血症、重链病等疾病。意义不明的 M 蛋白血症又可分为两种，一种是与其他恶性肿瘤（如恶性淋巴瘤）伴发者，另一种是所谓的良性M蛋白血症。M蛋白监测在疾病评估中占有重要地位，是诊断多发性骨髓瘤、抗骨髓瘤化学治疗后判断疗效的重要指标之一，起病时M蛋白水平可反映肿瘤负荷，缓解时M蛋白水平可反映缓解程度，为化学治疗效果评估及预后判断提供参考。良性M蛋白血症，虽然可以检测出M蛋白，但无临床症状，长期观察也未发现骨髓瘤或巨球蛋白血症的患者，老年人中较多见。

▮▶ 什么是白血病的 MICM 分型？

白血病的 MICM 分型是结合形态学（Morphology，M）、免疫学（Immunology，I）、细胞遗传学（Cytogenetic，C）和分子生物学（Molegenetics，M）制定而成的分型。

1976年法、美、英三国血细胞形态学专家讨论制定了关于急性白血病的分型诊断标准，简称"FAB"分型。据此标准，可将急性淋巴细胞白血病（ALL）依此标准分成 L1~L3 三型。而急性非淋巴细胞白血病（ANLL）分成 M0~M7 共 8 个亚型：M0（急性髓细胞白血病微分化型）、M1（急性原始粒细胞白血病未分化型）、M2（急性原始粒细胞白血病部分分化型）、M3（急性早幼粒细胞白血病）、M4（急性粒-单核细胞型白血病）、M5（急性单核细胞白血病）、M6（急性红白血病）和 M7（急性巨核细胞白血病）。这种形态学分型曾经为白血病的治疗起到重要的指导作用，但随着对疾病的认识和治疗的进步，这种单纯的形态学分型对临床预后的指导意义有限，因此，出现了免疫学分型，即根据白血病细胞在不同的发育分化阶段表达不同的抗原，检测白血病细胞表面免疫学标志进行分型。急性淋巴细胞白血病可分为 B 系急性淋巴细胞白血病和 T 系急性淋巴细胞白血病。急性淋巴细胞白血病分为 ANLL、急性非 T 淋巴细胞白血病和混合细胞性白血病。随着分子生物学的发展，出现细胞遗传学分型，利用 FISH 或 R 显带法检测染色体 DNA 变化情况。分子生物学分型是从分子水平检测基因改变情况。MICM 分型在相当程度上弥补了 FAB

分型单纯用形态学分型的不足，使白血病诊断从细胞形态学水平上升到分子生物学水平，提高了对白血病分型的准确性与客观性，对临床诊断、治疗及评估预后有着重要意义。

▮▶ 非小细胞肺癌患者不进行基因检测能使用靶向药物吗？

所谓靶向药物就是针对靶点进行治疗的药物，这就要求必须先有靶点才能使用药物。怎么知道有没有靶点？那就必须进行基因检测。非小细胞肺癌有两大细胞类型：鳞癌和腺癌。目前已经上市的靶向药物主要针对的是腺癌。常见的靶点包括表皮生长因子受体（EGFR）、间变性淋巴瘤激酶（ALK）融合基因和 ROS1 融合基因，以及 c-MET、RET、HER2 和 BRAF 基因，其中 EGFR 是最常见的靶点。通过基因检测可明确有没有靶点来决定能不能用靶向药物。如果没有进行基因检测，能不能盲吃靶向药物？答案是不能！虽然 EGFR 突变率在亚洲人群晚期肺腺癌患者中的发生率高达 50%，但仍有约 50% 的患者没有突变。众多研究已表明，如果该患者为 EGFR 没有突变的患者，直接使用 EGFR 靶向药物的死亡风险会增加 18%，有效率仅为 1.1%，并很有可能丧失化学治疗的最佳时机，使得化学治疗的有效率从 30%~40% 降至 10% 左右，而耽误患者的治疗。

▮▶ 是不是所有 EGFR 突变非小细胞肺癌患者都可使用 EGFR-TKI？

EGFR 突变率在亚洲人群晚期肺腺癌患者中的发生率高达 50%，它常见的治疗敏感突变类型有：19 外显子的缺失、21 外显子的单核苷酸的替换突变。对 EGFR 敏感突变的患者而言，服用针对 EGFR 突变的靶向药物——EGFR 小分子酪氨酸激酶抑制剂（EGFR-TKI）是最好的选择。上述突变的非小细胞肺癌患者可不同程度地从以吉非替尼、厄罗替尼、埃克替尼、阿法替尼为代表的 EGFR-TKI 的治疗中获益。存在EGFR突变的患者经靶向治疗，有效率可达 70% 以上，且生存期可达 2 年以上。但不是所有的 EGFR 突变都是治疗敏感突变，有的突变对 EGFR-TKI 治疗没有反应。在临床中，20 外显子的 T790M 突变与获得性耐药相关，如果使用第一、二代 EGFR-TKI 效果就不明显。此时，可应用第三代靶向药物奥西替尼进行治疗。对于 EGFR 20 外显子的后端插入突变，目前尚无有效的 EGFR-TKI 药物，因此，在使用 EGFR-TKI 前要明确突变类型，再进行药物选择。

▶ 乳腺癌患者 ER、PR 免疫组化阳性可否进行内分泌治疗？

乳腺癌患者的内分泌治疗不但要依据 ER、PR 的表达，还要看 HER2、Ki-67 的表达情况，以及患者的肿瘤特征。在乳腺癌术后辅助内分泌治疗领域，如果 ER、PR 免疫组化阳性，HER2 阴性且 PR 高表达、Ki-67 低表达，大多数患者仅需内分泌治疗，一些高危患者需加用化学治疗。如果 ER、PR 免疫组化阳性，HER2 阴性且 PR 低表达、Ki-67 高表达，全部患者均需内分泌治疗，大多数患者要加用化学治疗。是否加用化学治疗需要综合考虑激素受体表达高低、复发转移风险及患者状态等。辅助内分泌治疗（LHRHa 除外）与化学治疗同时应用可能会降低疗效。一般在化学治疗之后使用，但可以和放射治疗及曲妥珠单抗治疗同时应用。

对于 ER、PR 免疫组化阳性、HER2 阴性的晚期乳腺癌，病变局限在乳腺、骨和软组织，以及无症状、肿瘤负荷不大的内脏转移患者，可优先选择内分泌治疗。但对于内分泌治疗耐药、肿瘤进展快速、内脏广泛转移或症状明显、需要快速减轻肿瘤负荷的患者应该先给予化学治疗等更有效的治疗。对于既往内分泌治疗有效的患者，无论患者是否绝经，后续内分泌治疗仍然有可能控制肿瘤，疾病进展后可换用不同作用机制的其他内分泌药物治疗。连续三线内分泌治疗无效通常提示内分泌耐药，应该换用化学治疗。

▶ 乳腺癌患者 HER2 免疫组化阳性必须使用靶向药物曲妥珠单抗吗？

所有乳腺原发性浸润癌都应进行 HER2 检测。正确检测和评定乳腺癌的 HER2 蛋白表达和基因扩增状态对乳腺癌的临床治疗和预后判断至关重要。HER2 检测结果不仅涉及患者是否适合针对 HER2 的靶向治疗,并且对内分泌治疗、化疗方案的选择及预后评估起指导作用。目前推荐采用免疫组织化学(IHC)法检测 HER2 受体蛋白的表达水平,应用原位杂交(ISH)法检测 HER2 基因扩增水平。乳腺癌样本一般可先经 IHC 检测。IHC 3+ 为 HER2 阳性,IHC 0 和 + 为 HER2 阴性。IHC 2+ 为 HER2 不确定病例,需进一步应用 ISH 的方法进行 HER2 基因扩增状态检测, 也可选取不同的组织块重新检测或送条件更好的实验室进行检测,因此,如果患者 HER2 免疫组化阳性,一定要明确是否为 3+ 或经过 ISH 验证为阳性。曲妥珠单抗是抗 HER2 的单克隆抗体,它通过将自己结合在 HER2 上来阻止人表皮生长因子在 HER2 上的附着, 从而阻断癌细胞的生长、抑制 HER2 过度表达的肿瘤细胞的增殖,因此,只有在 HER2 免疫组化 3+ 或经过 ISH 验证为阳性时才能使用曲妥珠单抗。

▐▶ 是不是 HER2 检测阳性的患者均可使用曲妥珠单抗治疗?

曲妥珠单抗目前应用于乳腺癌术后辅助治疗和晚期 / 转移性乳腺癌的治疗。在术后辅助治疗方面,对于确定为 HER2 阳性的患者,原发浸润灶 >1.0cm 时,推荐使用曲妥珠单抗;原发肿瘤在 0.5~1.0cm 时,可考虑使用;对直径不超过 0.5cm 的浸润性 HER2 阳性肿瘤,曲妥珠单抗的选择应综合考虑。对于 ER 阳性乳腺癌且肿瘤大小接近 1mm 的患者,当估计复发风险 <5% 且可选择内分泌治疗时, 辅助全身化疗与 HER2 的治疗绝对获益非常微弱。对于辅助使用过曲妥珠单抗治疗的晚期乳腺癌患者,仍应接受抗 HER2 治疗。推荐对停用曲妥珠单抗至复发间隔时间 ≤12 个月的患者可选用二线抗 HER2 方案治疗;而对停用曲妥珠单抗至复发间隔时间 >12 个月的患者选择曲妥珠单抗或曲妥珠单抗和帕妥珠单抗联合细胞毒药物作为一线抗 HER2 治疗方案。同时在使用曲妥珠单抗时还要注意:如果治疗前左心室射血分数(LVEF)<50%;同期正在进行蒽环类药物化学治疗;治疗过程中,LVEF 较基线下降≥

15%的患者,则应慎用或不用曲妥珠单抗。

▶ 哪些患者可考虑使用 PD-1/PD-L1 单抗免疫治疗?

PD-1 是程序性死亡受体 1 的简称,是一种重要的免疫抑制分子,为 CD28 超家族成员。以 PD-1/PD-L1 为靶点的免疫调节在抗肿瘤、抗感染、抗自身免疫性疾病及器官移植存活等方面均有重要的意义。肿瘤细胞逃避人体免疫细胞 T 细胞摧毁的一种途径是通过在它表面产生 PD-L1,当免疫细胞 T 细胞表面的 PD-1 识别 PD-L1 后,可传导抑制性信号,T 细胞就不能发现肿瘤细胞和向肿瘤细胞发出攻击信号。PD-1/PD-L1 单抗免疫疗法的作用机制是阻止 PD-1 和 PD-L1 的识别过程,部分恢复 T 细胞功能,从而使 T 细胞可杀死肿瘤细胞。目前 FDA 已经批准且经 NCCN 指南推荐的 PD-1/PD-L1 抑制剂的适应癌种为恶性黑色素瘤、晚期非小细胞肺癌、经典型霍奇金淋巴瘤、转移性肾细胞癌、膀胱癌、转移性头颈部鳞癌、默克尔细胞癌、结直肠癌、胃癌、肝癌等。目前认为符合下列指标的患者可考虑使用 PD-1/PD-L1 单抗免疫治疗。

1. 患者的 PD-L1 表达程度高:PD-L1 阳性病例比 PD-L1 阴性病例具有更好的响应率。在有预测性意义的情况中,阳性病例响应率是阴性病例的 1.5~3 倍(因肿瘤类型、治疗方案的不同而不同)。多项关于 PD-L1 检测的临床试验表明,PD-L1 表达水平对预测免疫治疗在非小细胞肺癌、黑色素瘤、霍奇金淋巴瘤等多癌种的疗效上都起重要作用。PD-L1 有表达可预测小细胞肺癌、非鳞非小细胞肺癌中免疫治疗的疗效,尤其对于 PD-L1 表达≥50%的非鳞非小细胞肺癌患者来说,预测效果更加确切。

2. 高肿瘤突变负荷(TMB):目前统一的判读标准将 <6 mutations/Mb 定义为 TMB 低,≥20 mutations/Mb 定义为 TMB 高。高肿瘤突变负荷总应答率优于中、低突变负荷的患者。但结直肠癌具有较高的肿瘤突变负荷,却对免疫疗法的总体应答较低。

3. 带有高微卫星不稳定性(MSI-H)或错配修复缺陷(dMMR)变异的

实体瘤患者：目前最常用的检测方法是分子检测结合免疫组化检测，只要能确定患者是属于 MSI-H/dMMR 肿瘤亚型，即可使用 PD-1 单抗。由于 MSI 常由 MMR 基因突变及功能缺失导致，因此，在检测癌细胞中 MSI-H/dMMR 异常时，既可直接检测 MSI 序列变化，也可通过检测 MMR 基因缺失来确定是否发生 MSI。一般前者常依赖于免疫组化检测胞内 MLH1、MSH2、PMS2 和 MSH6 蛋白水平变化，而后者则使用分子手段如 PCR 等，来检测胞内 MMR 基因水平变化。

▎▶ 哪些结直肠癌患者能从西妥昔单抗治疗中获益？

西妥昔单抗是抗表皮生长因子（EGF）受体的抗体，可与多种癌细胞表面的 EGF 受体特异性结合，并竞争性阻断 EGF 和其他配体的结合。通过对与 EGF 受体结合的酪氨酸激酶（TK）的抑制作用，阻断细胞内信号转导途径 PI3K/AKT 及 ras/raf/MAPK 信号转导通路下游分子的激活，从而抑制癌细胞的增殖，诱导癌细胞的凋亡。信号通路中 ras 和 BRAF 基因突变是相互独立的，二者中任何一个蛋白发生突变都会导致 ras/raf/MAPK 信号通路的激活，因此，只有 ras 和 raf 基因野生型患者才对抗表皮因子生长受体（EGFR）单抗药物治疗有效，而突变型无效。目前强烈推荐所有诊断为复发或转移性结直肠癌患者都应行肿瘤组织的 ras（K-ras、N-ras）及 BRAF 基因状态检测。其检测意义在于：已知 K-ras/N-ras 突变的患者，均不应接受西妥昔单抗或帕尼单抗的治疗，不管单药还是与化学治疗联合。5%~9%的结直肠癌会出现 BRAF 基因的特异性突变（V600E），BRAF V600E 突变的患者，无论采用何种治疗，预后均很差。这里补充说明一点，K-ras 基因突变是结直肠癌发生的早期事件，故 K-ras 基因突变状态在原发肿瘤与转移肿瘤中表现为高度一致性。正因如此，K-ras/N-ras 基因检测既可选择原发肿瘤组织，也可选择转移灶组织。

▎▶ 弥漫性大 B 细胞淋巴瘤是不是都可使用利妥昔单抗？

弥漫性大 B 细胞淋巴瘤（DLBCL）是最常见的非霍奇金淋巴瘤，在我国约占非霍奇金淋巴瘤的 50%，具有高度异质性，表现为弥漫结构、成熟 B 细胞表型及大细胞形态，伴有多个亚型和遗传图谱，其分类系统复杂，生物学上分子标志物繁多，预后差异较大。典型免疫标志包括 B 细胞标志物 CD20 阳性。利妥昔单抗是一种嵌合鼠/人的单克隆抗体，可与纵贯细胞膜的 CD20 抗原特异性相结合，引发肿瘤细胞溶解的免疫反应，从而治疗肿瘤。利妥昔单抗联合环磷酰胺、阿霉素、长春新碱和泼尼松（R-CHOP）方案是 CD20 阳性 PLBCL 的标准治疗方案。值得注意的是，有 1%~2% 的 DLBCL 患者其 CD20 表达为阴性，这部分患者对利妥昔单抗的治疗无效，因此，使用利妥昔单抗前必须先明确 CD20 状态。

▶▶ 如何预测伊马替尼（格列卫）/舒尼替尼治疗胃肠道间质瘤的疗效？

胃肠道间质瘤（GIST）是胃肠道最常见的间叶源性肿瘤，在生物学行为和临床表现上可从良性至恶性，免疫组化检测通常表达 CD117，显示卡哈尔细胞（Cajal cell）分化，大多数病例具有 c-kit 或 PDGFRA 活化突变。一般认为 c-kit/PDGFRA 的突变类型可预测伊马替尼的疗效，其中 c-kit 外显子 11 突变者的疗效较好。而 PDGFRA D842V 和 D846V 突变可能对伊马替尼和舒尼替尼治疗原发性耐药。目前推荐具有中高危复发风险的患者作为伊马替尼（格列卫）辅助治疗的适应人群。对于不同基因突变类型患者，辅助治疗的获益存在差异，c-kit 外显子 11 突变与 PDGFRA 非 D842V 突变患者辅助治疗可获益；同时 c-kit 外显子 9 突变与野生型 GIST 能否从辅助治疗中获益有待进一步研究；而 PDGFRA D842V 突变 GIST 患者未能从辅助治疗中获益。舒尼替尼二线治疗原发 c-kit 外显子 9 突变和野生型 GIST 患者的生存获益优于 c-kit 外显子 11 突变患者；治疗继发性 c-kit 外显子 13、14 突变患者的疗效优于继发 c-kit 外显子 17、18 突变。继发耐药的患者，宜增加 c-kit 基因第 13、14、17 和 18 号外显子的检测。

▶ 什么情况下不可切除或转移的黑色素瘤可使用威罗非尼或达拉非尼？

恶性黑色素瘤是起源于胚胎期神经嵴的恶性肿瘤，其恶性程度极高，易于早期转移，预后较差。在中国黑色素瘤患者中，大约26%的患者存在BRAF基因突变。欧洲国家40%~60%的转移性黑色素瘤患者有BRAF基因突变。最普遍的BRAF基因突变是BRAF V600E（约占所有突变的80%）和BRAF V600K（占所有突变的5%~30%），具有BRAF突变的患者预后更差。既往有BRAF突变的不可切除或转移的黑色素瘤患者发生转移后，基本没有有效的治疗药物，传统的治疗方法主要依赖化学治疗，但化学治疗对于这部分患者有效率不足7%，无进展生存期只有1.4个月左右。威罗非尼或达拉非尼的出现为转移的黑色素瘤患者带来希望，其有效率比达卡巴嗪高出7~8倍。威罗非尼、达拉非尼均是口服的BRAF基因突变抑制剂。因此，这两种药物在应用于治疗前必须确证在肿瘤标样本中存在BRAF V600E突变。达拉非尼与曲美替尼联用治疗前需确认肿瘤样本中存在BRAF V600E或V600K突变。

▶ 哪些肿瘤患者监测肿瘤标志物有意义？

肿瘤标志物的主要临床应用价值是判断治疗肿瘤的疗效和复发监测。临床可通过对肿瘤患者治疗前后及随访中肿瘤标志物浓度变化的监测，了解肿瘤治疗是否有效，并判断其预后。对于原发性肝癌，约2/3的患者血清中AFP升高，正常人群一般不超过20ng/mL，在胚胎细胞和内胚层细胞型睾丸癌患者中AFP也可升高，可用于此类癌症的随访。多发性骨髓瘤和一些淋巴瘤患者血清中 β_2-MG升高，对于评估预后有重要价值，当 β_2-MG超过3ng/mL时，提示预后不良。膀胱癌患者尿液中出现膀胱肿瘤抗原BTA，它可单独或与核基质蛋白NMP22联合用于监测癌症的复发。CA125是常见的上皮型卵巢癌的标准肿瘤标志物，可用于监测癌症的复发或预后评估。CA19-9目前认为是胰腺癌患者的最佳肿瘤标志物，它不常用于检测早期疾病，主要用于中晚期癌症的治疗观察。HER2是最初发现于乳腺癌的标志物，可释放入血液，它仅用于预后评估。PSA是目前用于前列腺癌早期诊断的生物标志物，PSA对于随访具有重要价值，根治性手术后，PSA水平应降至0，当患者手术或放射治疗后，PSA水平的再次升高提示癌症复发。

▮▶ 治疗过程中肿瘤标志物升高能说明肿瘤进展或转移吗？

治疗过程中，肿瘤标志物变化的因素有很多，比如临床诊疗措施可能对其产生影响：前列腺按摩、穿刺、导尿或者直肠镜监测可能导致PSA和PAP升高；抗雄激素治疗前列腺癌可抑制PSA产生；丝裂霉素、顺铂等抗肿瘤药物导致PSA假性升高；一些细胞毒性药物如氟尿嘧啶可导致CEA暂时升高；细胞毒治疗和放射治疗造成肿瘤细胞大量溶解坏死，释放大量肿瘤标志物入血也可能导致肿瘤标志物暂时明显升高；治疗过程中肝肾功能异常，如肝功能异常、胆道排泄不畅、胆汁淤积可导致CEA、CA19-9、ALP等浓度升高；肾功能异常可导致CYFRA21-1、SCCA和 β_2-MG升高。或者样本采集和保存时间过长、检测方法不统一导致治疗过程中肿瘤标志物暂时性升高。不要因为肿瘤标志物短时间的变化就乱了阵脚，盲目更改治疗措施，需要根据一段时间内肿瘤标志物的变化进行判断。肿瘤标志物单次的小幅波动没有太大的临床意义，我们更需关注一段时间内肿瘤标志物的变化趋势。单纯以肿瘤标志物来监测病情是非常不稳妥的，一定要加上其他检查手段（如影像学检查等金标准），共同判断病情的治疗效果。如果肿瘤标志物持续升高的同时有影像学检查提示肿瘤增大、远处转移则提示病情进展。

▮▶ 治疗时肿瘤标志物升高后又降低是怎么回事？

放化疗或手术后立即测定肿瘤标志物浓度，可能会有短暂的升高，这是由于细胞毒治疗、放射治疗或手术造成肿瘤细胞大量溶解坏死，释放大量肿瘤标志物入血导致肿瘤标志物暂时明显升高，随后肿瘤标志物出现下降，依据肿瘤标志物各自的半衰期不同，下降至正常水平所需的时间亦有所不同，因此，需定期监测肿瘤标志物的浓度。常见肿瘤标志物的半衰期：AFP 为 5~6 天，CEA 为 3~11 天，CA125 为 5~10 天，PSA 为 1.5~3.2 天，HCG 为 24~36 小时。

▮▶ 肿瘤患者治疗期间多久检测 1 次肿瘤标志物合适？

恶性肿瘤治疗结束后，应根据病情对治疗前升高的肿瘤标志物做定期随访监测。不同的肿瘤标志物半衰期不同，所以监测的时间和周期也不同。大部分国内外专家建议，治疗后 6 周做首次测定；3 年内每 3 个月测定 1 次；3~5 年每半年 1 次；5~7 年每年 1 次。随访中如发现有明显升高，应 1 个月后复测 1 次，连续 2 次升高，可预示复发或转移。此预示常早于临床症状和体征，而有助于临床及时处理。

▮▶ 不同器官的肿瘤表达的肿瘤标志物会相同吗？

由于绝大多数肿瘤标志物的器官特异性不强，因此，肿瘤标志物阳性不能对肿瘤进行绝对定位。故不同器官的肿瘤表达的肿瘤标志物有可能相同。如 CEA 是一个广谱性肿瘤标志物，由内胚层分化来的恶性肿瘤，尤其是消化道腺上皮的肿瘤有较高的阳性检出率，结直肠癌、胃癌、肺癌和乳腺癌中有一定检出率。某些良性肿瘤如肠息肉中CEA 亦增高，因此，CEA 特异性不强，不能作为肿瘤筛选试验。但 CEA 可作为结直肠癌临床分期和病情动态监测指标。而少数肿瘤标志物，如 PSA、AFP 和 Tg 等对器官定位有一定价值。

▮▶ 肿瘤患者能用肿瘤标志物进行动态监测及疗效评价吗？

肿瘤标志物的主要临床应用价值是判断肿瘤治疗效果和复发监测。临床可通过对肿瘤患者治疗前后及随访中肿瘤标志物浓度变化的监测，了解肿瘤治疗是否有效,并判断其预后,为进一步治疗提供参考依据。为确定何种肿瘤标志物适用于对肿瘤患者进行治疗监测,在患者治疗前应做相关肿瘤标志物检测。肿瘤标志物浓度变化对肿瘤的疗效具有判断价值,且恶性肿瘤治疗后肿瘤标志物浓度的变化与疗效之间有一定的相关性。肿瘤标志物浓度变化常有 3 种类型:①肿瘤标志物浓度下降至参考值范围,提示肿瘤治疗有效;②肿瘤标志物浓度下降但仍持续在参考值范围以上,提示有肿瘤残留和(或)肿瘤转移;③肿瘤标志物浓度下降至参考值范围一段时间后,又重新升高,提示肿瘤复发或转移。

▣▶ 能否根据肿瘤标志物的变化决定治疗方案的更改?

癌症手术后,复发早期,往往 CT、磁共振成像检查发现不了问题,但肿瘤标志物逐步增长,因此,肿瘤标志物像"无形探测仪",是对影像学形态诊断的有力补充,可供医生提前判断病情并进行干预。比如 CEA 作为肿瘤标志物之一,在结直肠癌、肺癌、胃癌、乳腺癌等恶性肿瘤中其含量增高,且变化与肿瘤的消长相平行,测定血清 CEA 值对病程进展、治疗效果、预后、复发、转移等相当有用。肿瘤生长旺盛,肿瘤标志物数量就会增加,反之,肿瘤增长被控制,其产生量相应减少。所以病情控制不好,标志物可能会迅速上涨,得到有效治疗后会飞快降低,因此,动态观察尤为重要。另外,有些肿瘤患者的肿瘤标志物自始至终都不增高,因此,不能过于看重肿瘤标志物的价值,慎重对待才是正确的态度。肿瘤标志物可用于监测肿瘤治疗效果,对于动态持续升高的相关肿瘤标志物,可作为更改治疗方案的一个依据,但不能起决定性作用。

▣▶ 乳腺癌患者需要检测哪些肿瘤标志物?

乳腺癌患者需要监测的肿瘤标志物包括以下几大类。

1. 胚胎型抗原标志物:CEA 是一种多糖蛋白,为胚胎发育中产生的抗原之一。血清中 CEA 水平可反映乳腺癌的进展程度。Ⅰ、Ⅱ期乳腺癌阳性率为 13%~24%,而Ⅲ、Ⅳ期乳腺癌阳性率则为 40%~73%,有转移尤其是骨转移的乳腺癌患者,CEA 明显升高。乳头溢液 CEA 的测定可用于早期诊断乳腺癌。乳腺癌患者术后血清中 CEA 的持续性升高,预示着肿瘤复发或转移的可能。但由于血清 CEA 测定的敏感性和特异性不高,不适于乳腺癌的早期诊断和筛查。

2. 黏蛋白抗原类:CA153 是由肿瘤细胞分泌入血的一种乳腺癌相关抗原,可比临床或影像学检查早 48 个月发现复发或转移。在乳腺癌患者Ⅰ、Ⅱ期阳性率为 0~36%,而Ⅲ、Ⅳ期乳腺癌阳性率则为 11%~100%,在复发和转移患者阳性率为 29%~92%,对乳腺癌特异性为 85%~100%。脏器转移,特别是骨转移患者血清中 CA153 显著性升高,阳性率可达 100%,如>1000U/μL 可认为有转移现象。其血清水平与乳腺癌的进展呈正相关,与治疗效果呈负相关,可作为进展期乳腺癌的一个独立预测指标。但血清 CA153 诊断乳腺癌的敏感性不高,因此一般不作为乳腺癌的早期诊断指标。CA125 是主要存在于卵巢癌细胞表面的一种糖蛋白,单独使用不适于早期诊断乳腺肿瘤和反应病程,但与 CA153 联合可显著提高敏感性。晚期乳腺癌患者 CA153 和 CA125 均阳性的概率较大,对选择必要的辅助治疗具有应用价值。在妊娠期和乳腺良恶性肿瘤时,CA549 可明显升高,但早期乳腺癌时阳性率较低,Ⅰ、Ⅱ期阳性率仅为 5%~14%,而Ⅲ、Ⅳ期的阳性率为 32%~74%,故可反映乳腺癌的进展。对于乳腺癌的监测和治疗及病情评估具有一定应用价值,但不能作为乳腺癌的筛查指标。CA27-29 是由乳腺转移至腹水的癌细胞作为抗原产生的抗体糖蛋白,可作为判断乳腺癌复发和转移的指标。

3. 黏蛋白相关抗原（MCA）:MCA 可很好地反映肿瘤进展和治疗效果。转移性乳腺癌血清 MCA>20U/mL;健康女性及乳腺良性疾病患者血清中 MCA 也存在,但一般≤5U/μL。

4. 组织多肽特异抗原(TPS):TPS 是一种糖蛋白,对于诊断乳腺癌有一定的局限性,但可监测乳腺癌的转移。TPS 与 CEA、CA153 联合应用于监测乳腺癌的病程变化。

5. 乳腺球蛋白(hMAN):hWAN 是乳腺癌诊断的标志物之一,乳腺癌患者该蛋白高表达与淋巴结转移有关，可能成为乳腺癌诊断及提供预后信息的工具。

6. 激素类：雌二醇被认为与乳腺癌发病关系密切，临床对照试验研究发现，进展期乳腺癌及淋巴结转移组血清雌二醇水平显著高于早期及无淋巴结转移组。血清中雌二醇水平越高预后越差；乳房切除后血清雌二醇水平下降，且下降水平与预后相关。睾酮水平与雌二醇一样对乳腺癌发病和预后具有提示作用。乳腺癌细胞能产生泌乳素诱导蛋白，诱使泌乳素分泌。血清中泌乳素升高并与相应受体结合后促进癌细胞生长、增殖、转移；血清中泌乳素升高与肿瘤恶化、耐药及生存期缩短有关。

▶ 结直肠癌术后应该联合监测哪些肿瘤标志物？

结直肠癌术后监测的目的是在较早、可治疗的阶段发现肿瘤复发转移，可提早（4~10 个月）发现结直肠癌复发，CEA 是结直肠癌最有用的监测指标，也是最经济、实惠的指标。有证据提示，结直肠癌术后常规监测 CEA 水平可较无 CEA 监测的其他常规随访手段平均早 5 个月发现转移性病变，并且 CEA 监测到的术后复发通过外科手术治愈的概率较大。术后 CEA 检测的敏感性与复发部位相关，其动态变化有助于区分局部复发和肝脏复发。测定 CEA 在结直肠癌复发的敏感性为 80%，特异性为 70%；连续监测 CEA 有助于早期发现肝转移。此外，CA19-9 也可用于监测术后复发，其在结直肠癌中的特异性和敏感性不如 CEA 高，但联合 CEA 检测的敏感性明显高于单项检测。

▶ CA19-9 在胰腺癌治疗监测中的价值有哪些？

肿瘤标志物在肿瘤诊断中一直发挥着重要的作用，血清 CA19-9 是比较常见的肿瘤标志物，可作为胰腺癌的早期诊断重要指标之一。其表达水平虽受较多因素影响，但在胰腺癌中仍是敏感性和特异性最高的血清肿瘤标志物，在胰腺癌的早期诊断和判断病情、预后中仍发挥着不可替代的作用。一般情况下,术前血清 CA19-9 升高的阳性率比较高。术后血清 CA19-9 水平明显下降者预后好,反之预后差,较早出现转移、复发。考虑为胰腺癌的患者术前血清检查显示 CA19-9 越高,提示胰腺癌的病期越晚,尤其是其水平 >1000U/mL 时通常表明已有肝转移。血清 CA19-9 不仅在胰腺癌的诊断、术前病情评估中能提供很好的参考价值,也可很好地用于判断胰腺癌的预后,监测胰腺癌是否有残留、复发、转移。胰腺癌手术切除的患者术后需动态检测血清 CA19-9 水平,尤其术后第 1 年建议第 1 个月必须检测血清 CA19-9 水平,以后间隔 2~3 个月复查 1 次血清 CA19-9,结合术后 3 个月、6 个月、1 年的影像学检查(B 超、CT)来了解是否有复发、转移,进而更好地判断预后。手术切除胰腺癌后 1 个月内 CA19-9 降至临界值以下的患者,从某种程度上来说,真正获得了手术治愈的机会,其术后生存时间、肿瘤复发时间均明显长于术后下降缓慢者。术后 1 个月仍明显高于正常值、未降至正常者,表示肿瘤有残余病灶,或者已复发、转移。另外,治疗后第 1 个月内已下降但后来复查再次升高也表明肿瘤复发、转移。

▶ 血清鳞状细胞癌抗原(SCC)在宫颈鳞癌治疗中的变化和意义是什么?

肿瘤标志物主要指肿瘤细胞分泌或脱落到体液或组织中的物质,或是宿主对体内新生物而产生并进入到体液或组织中的物质。通过各种检测方法,测定其含量或存在,可作为肿瘤的辅助诊断、分析病理、指导治疗、判断疗效、监测复发、转移和判断预后。1977 年,科学家首先用人宫颈鳞癌的异种血清,从宫颈鳞癌组织中提纯一种抗原 TA-4,而 SCC-Ag 是 TA-4 的 14 个亚基之一,来自宫颈鳞状细胞癌患者的肝脏转移灶中提纯而得到,所以 SCC-Ag 主要存在于鳞癌成分的宫颈癌中,对宫颈腺癌的意义较小。大部分研究表明,SCC-Ag 作为宫颈鳞癌相关的肿瘤标志物与临床分期、肿瘤大小及临床预后相关。血清 SCC-Ag 作为一种重要的肿瘤标志物,是影响宫颈鳞癌预后的一个高危因素,在监测宫颈鳞癌的发生和评估疗效等方面有重要价值，也可能成为评估预后的一个独立指标。而且 SCC-Ag 水平随肿瘤对治疗的反应、病情的变化而改变，治疗前 SCC-Ag 高浓度常随治疗后显著下降，一些持续较高或化学治疗后又很快上升者，临床上常治疗无效或预后不良。

▣▶ 前列腺癌患者 PSA 升高多少需要引起注意？

前列腺癌诊断中 PSA 是个主要的指标，但确诊还是需要依靠病理。血清 PSA 是前腺癌的特异性标志物，它对早期没有症状的前列腺癌的诊断很有意义。PSA 在大多数有临床意义的前列腺癌中都会升高，也是其最重要的早期检测指标。虽然 PSA 是最常用的检测前列腺癌的手段，但良性前列腺增生和前列腺炎也会出现 PSA 阳性的结果，解决该问题的一个方法就是检测 f-PSA。研究表明，在前列腺癌患者中，绝大部分 PSA 为结合状态，其 f-PSA/t-PSA 的比值低于正常人或良性前列腺增生患者。因此，对 t-PSA 异常升高的男性，检测 f-PSA，通过计算 f-PSA/t-PSA 的比值可提高筛查和诊断前列腺癌的特异性。

对于没有显著前列腺增生的年轻男性（<50 岁），可采用较低的 PSA 界值（<2.3ng/mL）。对于老年男性，4ng/mL 是一个较好选择。即使这样，PSA 升高也不一定就是癌，我们经常看到报告上讲 PSA 正常值是 <4ng/mL，但我们在实际前列腺穿刺的患者中（怀疑有前列腺癌的患者），穿刺的阳性率（确诊前列腺癌占总穿刺人数的比例）只有 30%~40%，当然随着 PSA 的升高，这个比例会逐渐增高。PSA<4ng/mL 也不一定不是癌，有相当一部分前列腺癌的患者并不是通过 PSA 升高而发现的，有一个患者 PSA 只有 1.2ng/mL，但直肠指诊高度怀疑前列腺癌，穿刺后确诊前列腺癌，当然这样的患者毕竟占少数。

▣▣▶ 怎么在伊立替康使用前知道使用后副作用是否严重？

伊立替康属于细胞毒类抗癌药物中的喜树碱类，是一种强效 DNA 拓扑异构酶 I 抑制剂，是细胞周期特异性药物，主要作用于 S 期，也可引起其他周期细胞的死亡。伊立替康是喜树碱的半合成衍生物,它是一种无活性的前体药物, 需在体内经羟酸酯酶的活化转变为其活性代谢产物 SN-38(其活性约为伊立替康的 100 倍)而发挥作用。其中喜树碱可特异性地与拓扑异构酶 I 结合, 后者诱导可逆性 DNA 单链断裂,从而使 DNA 双链结构解螺旋;而伊立替康及其活性代谢物 SN-38 可与拓扑异构酶 I-DNA 复合物结合,从而阻止断裂单链的再连接。在 DNA 合成过程中,复制酶与拓扑异构酶 I-DNA- 伊立替康(或 SN-38)三联复合物相互作用,通过引起 DNA 双链断裂而发挥细胞毒作用。而正常情况下,哺乳动物细胞并不能有效地修复这种 DNA 双链断裂。然而,约有20%的患者在接受以伊立替康为基础的联合化疗方案时出现严重的中性粒细胞减少和(或)腹泻,从而限制了伊立替康在临床上的应用。伊立替康的毒性主要是由其活性代谢产物 SN-38 引起的。在体内,SN-38 主要与血浆蛋白结合(结合率 95%),在发挥完抗肿瘤作用后,活性 SN-38主要是通过位于肝脏的尿苷二磷酸葡萄糖醛酸基转移酶 1A1(UGT1A1) 的催化作用而转变为无活性的 SN-38G (活性为 SN-38 的 1/100~1/50),后者再通过尿液、胆汁排出;同时 UGT1A1 亦可参与胆红素的糖基化转换,进而产生溶解性更高的结合胆红素。与此同时,在结直肠患者中的相关研究结果显示, 同样存在 UGT1A1 基因多态性,UGT1A1 基因功能缺陷可导致活性代谢产物 SN-38 的显著增加, 从而发生腹泻 / 中性粒细胞减少的概率显著增加。UGT1A1 基因型的检测可用于临床预测与伊立替康相关的严重副作用的发生, 建议临床医生需根据 UGT1A1 基因型检测结果慎重考虑伊立替康的给药剂量。

▸ AFP 在肝癌治疗过程中的意义是什么?

原发性肝癌是指从肝细胞或肝内胆管细胞发生的恶性肿瘤, 肝癌恶性程度高,在早期无明显的临床症状,往往容易被人忽视。典型的临床表现有食欲明显减退、腹部闷胀、右上腹隐痛、乏力、消瘦、不明原因的发热及水肿、黄疸、腹水、皮肤瘙痒等,但这些典型的临床表现只有在肝癌的中晚期才会出现,此时往往已经丧失了手术机会,因此,肝癌的早期发现、早期诊断、早期治疗具有重要意义,以期获得良好的治疗效果。在早期筛查中肿瘤标志物起到了举足轻重的作用。AFP是用于诊断原发性肝癌最主要的特异性标志物,临床上也常使用AFP作为原发性肝癌患者治疗效果的监测指标。手术切除肝肿瘤前AFP超高者,手术切除后都会明显降低,甚至降为阴性,部分患者介入后AFP也会相应下降,由此可见,在治疗中AFP下降,可认定为前期治疗有效。血清中AFP浓度高低与肿瘤大小之间存在相关性,当肝癌患者血清AFP浓度>400ng/mL时,其肿瘤体积大小、肝叶受累程度、浸润范围、门脉癌栓的形成会较血清AFP浓度较低组更加严重,而且生存期更短,但与HBV感染史、肝硬化史、是否侵犯门静脉、有无淋巴结转移和远处转移无关。40%的肝癌患者AFP往往正常,甚至有些患者从发病到死亡AFP一直持续阴性,使肝癌患者的早期诊断和治疗的难度仍较大。

▮▶ 肝癌手术切除后,AFP一般在多长时间内降至正常?若虽下降但未降至正常,提示手术不彻底吗?

AFP是目前诊断和治疗肝癌过程中运用最为普遍的标志物,它是在胎儿早期形成的一种糖蛋白,出生以后,合成就会受到抑制,正常人体内的AFP浓度很低,但不同种族的正常人AFP浓度不同,RIA或ELISA法测得AFP正常值应低于25μg/L,当AFP升高时,可提示有下面4种不同的临床可能:①原发性肝癌患者;②生殖源性胚胎瘤(睾丸癌、卵巢癌、畸胎瘤);③病毒性肝炎、肝硬化患者;④孕妇。基于这4种不同情况的考虑,在依据AFP升高来辅助诊断肝癌时应排除假阳性的可能。肝癌患者中AFP阳性率为60%~70%。血清AFP的衰减通常需要一个过程,因此,在清除病灶以后,AFP一般可逐渐降至正常,若AFP降至正常的时间较长或不能降至正常水平,往往提示存在微转移或微病灶且具有较高的复发率。通常AFP在病灶清除术后2个月还不能降至正常水平的患者,其复发率明显高于术后2个月内恢复正常者,这些患者术前 AFP 水平通常较高,已经存在血行播散及潜在转移灶的可能,故术后 AFP 水平下降较慢,往往难以降至正常。因此,若患者 AFP 在 2 个月内仍未降至正常,则应引起注意,若降至正常后又重新升高,往往提示肿瘤复发,此时全面的检查尤为必要,包括 CT、B 超及 PET–CT 等检查,以便早期发现病灶,进行及时有效的治疗。

(李荣　李圃　申鹏　何朗)

第五章 ◄||

预后篇

▐▶ 肿瘤为什么会复发？

肿瘤复发有多种原因，与肿瘤细胞的增殖动力学、肿瘤异质性、临床分期和对放化疗的敏感性等有关。

（1）肿瘤细胞的生长在相当长的时间内是呈指数生长，一般一个肿瘤细胞经过 30 次倍增可达 10^9，大约形成 1g 的肿瘤（直径约 1cm），成为临床可诊断的肿瘤病灶。其中一部分细胞属于非增殖细胞群 G0 期细胞，是暂不增殖的储备细胞，一旦有合适的条件即可重新进入增殖细胞群中并补充到组织中。在肿瘤中，G0 期细胞是复发的根源且对化学治疗不敏感。

（2）肿瘤具有异质性，导致肿瘤的生长速度、侵袭能力、对药物的敏感性等方面有差异，即同一类型肿瘤在不同患者间或同一个肿瘤自身内部均存在差异。

（3）肿瘤分期越晚，肿瘤负荷越大，增殖比率就越低，G0 期细胞比例就越高，越容易复发。

（4）肿瘤细胞对放化疗的敏感性主要是指肿瘤细胞本身的耐药性和在治疗过程中肿瘤细胞逐渐产生耐药性或者肿瘤细胞的固有放射敏感性差，即抗放射和在放射治疗过程中肿瘤细胞对放射治疗逐渐不敏感。

（5）肿瘤干细胞是肿瘤的种子细胞，也是肿瘤复发的主要原因，其对传统的肿瘤治疗不敏感。

（6）肿瘤休眠也被认为是肿瘤复发的原因之一。

▐▶ 治疗后肿瘤标志物水平变化与肿瘤复发有什么相关性？

大多数情况下，肿瘤标志物浓度与肿瘤的大小和临床分期之间存在着一定的关联，肿瘤越大，细胞数越多，肿瘤细胞合成和分泌肿瘤标志物的速度越快，血液循环中肿瘤标志物的浓度越高。但由于各期肿瘤的肿瘤标志物浓度变化范围较宽,会有相互重叠的现象发生,因此,目前还不能根据肿瘤标志物的浓度高低来判断肿瘤的大小和进行临床分期。研究表明,应用肿瘤标志物监测病情,往往比临床症状提前半年以上发现复发和转移。当肿瘤标志物水平迅速增高时,常表明病情恶化或是肿瘤发生转移扩散;肿瘤标志物检测结果持续增高,意味着病情发展。对于治疗后的患者,如果临床状况改善了,而且肿瘤标志物水平能在相当一段时间内保持正常范围,说明病情较稳定。

▶▶▶ 肿瘤放化疗或手术治疗后需要立即检测肿瘤标志物吗?

如果化学治疗、放射治疗或手术后立即测定肿瘤标志物浓度,可能会有短暂的升高,这是由于肿瘤坏死、大量肿瘤细胞崩解所致,因此,不推荐肿瘤放化疗或术后立即检测肿瘤标志物水平变化。但我们要正确认识肿瘤标志物在预后判断中的作用,认识到治疗可能会引起肿瘤标志物水平的波动。

(1)治疗之后,原来异常升高的肿瘤标志物水平下降至正常参考值范围以内,往往提示肿瘤除去或病情缓解。

(2)肿瘤标志物水平降至正常水平一段时间之后,又重新开始升高,提示疾病复发或转移。

(3)治疗过程中肿瘤标志物水平持续升高,提示可能出现了肿瘤耐药,可考虑变更治疗方案。

(4)放化疗后马上测定肿瘤标志物浓度,可能会有短暂的升高,这往往是由于肿瘤细胞坏死,肿瘤标志物从坏死细胞中短期内大量释放造成的。

(5)一般来说,由于肿瘤突变的复杂性,同一器官的肿瘤不一定表达相同的肿瘤标志物,同一种肿瘤标志物也可能表达在不同的组织器官中。

(6)每个人的肿瘤标志物表达水平都不一样,自己才是最佳的自身对照。因此,在治疗之前往往需要选择一些肿瘤标志物进行检测,从而确定个体的肿瘤标志物水平,为之后的治疗监测提供参照。

（7）肿瘤标志物测定的临床价值在于动态观察,当测得的肿瘤标志物浓度增加时,应在短期内（通常1个月）进行重复测定,如果连续3次检测出现持续增高,每次增高幅度超过25%,就有提示意义。

总之,掌握了肿瘤标志物的这些监测原则,就能用肿瘤标志物这个工具帮助我们了解肿瘤的变化,作为判断病情的依据。

▌▶ 复查肿瘤标志物正常就能完全排除复发和转移吗？

肿瘤会发生变异或新发一些不产生标志物的肿瘤,肿瘤细胞表面被封闭,或者机体体液中一些抗体与肿瘤标志物形成免疫复合物,再加上肿瘤组织本身血液循环差,其所产生的肿瘤标志物不能分泌到外周血中,导致检测结果出现假阴性。影响肿瘤标志物浓度的因素有很多,具体归纳有以下因素。

（1）肿瘤细胞总量、肿瘤质量、肿瘤扩散程度及肿瘤分级水平。

（2）肿瘤标志物合成与释放速度。

（3）个别肿瘤不携带或不表达肿瘤标志物,非分泌型肿瘤虽可表达肿瘤标志物,但不会释放入体液中。

（4）如肿瘤血液供应较差,则到达外周血中的肿瘤标志物可能较少。

（5）如大量肿瘤细胞崩解,可使肿瘤标志物浓度增加,使肿瘤标志物浓度与肿瘤大小可能明显不成比例。

（6）如果机体出现代谢障碍,如肝肾衰竭,某些肿瘤标志物浓度将不成比例地升高。

▌▶ 液体活检是不是检测肿瘤复发的最好指标？

随着时代的进步,技术革新使肿瘤标志物的检测安全、无创、便捷。液体活检是一个深受广泛关注且值得期待的新兴领域,凭借一管血液来检测肿瘤也是全球医学界共同的梦想。目前液体活检的主要检测物包括检测血液中游离的 CTC、ctDNA 碎片、循环 RNA 和外泌体（携带有细胞来源相关的多种蛋白质、脂类、DNA、RNA 等）。其中，ctDNA、RNA 和外泌体是肿瘤细胞自身分泌或死亡时释放的物质。利用液体活检技术，临床医生可在影像学技术还未能发现病灶时就在外周血中检测到肿瘤细胞或肿瘤相关遗传物质，再根据最新的测序技术探明导致癌症的突变，真正做到了提前"预知"癌症。液体活检要广泛推广应用于临床，不仅需要检测技术敏感性和特异性的提升、临床研究的广泛积累，还需要建立相应的检测标准、建设规范的监管体系。液体活检是一项富有挑战性的新技术，在肿瘤精准医学的实践中，包括预测肿瘤复发等，将发挥重要作用。

▮▮▶ 病毒是不是与肿瘤复发相关？

生物因素（病原体感染）是环境致癌因素之一，也是人类肿瘤发病的主要原因之一。在致癌性生物因素中，目前认为病毒是最重要的。迄今为止，大约有 8 种病毒已被证实与人类的一些肿瘤相关。例如肝炎病毒（HBV 和 HCV）与肝癌，幽门螺杆菌与胃癌，HPV 与宫颈癌和其他部位肿瘤，Epstein-Barr 病毒（EBV）与淋巴瘤和鼻咽癌，人疱疹病毒 -8（HHV-8）与 Kaposi 肉瘤，人 T 细胞白血病病毒 -1（HTLV-1）与白血病等。研究表明，持续的病毒感染与肿瘤复发密切相关。因此，曾患有一些与病毒感染密切相关的肿瘤经过治疗后，要预防感染，定期进行病毒感染的监测，并积极治疗。

▮▮▶ 肿瘤标志物对任何患者都有检测意义吗？

肿瘤标志物不是万能的，肿瘤本身就是一个复杂的疾病，个体差异性很大。而且研究显示，个别肿瘤不携带或不表达肿瘤标志物，非分泌型肿瘤虽然表达肿瘤标志物但不释放入体液中，因此，检测不到肿瘤标志物并不能说明肿瘤没有发生或是进展。无法通过肿瘤标志物水平变化判断所有肿瘤患者的病情,也就是说,肿瘤标志物的检测不适用于所有肿瘤患者。

▣▶ 如何正确看待肿瘤标志物的升高？升高多少才有意义？

肿瘤标志物测定的临床价值在于动态观察。每个肿瘤患者对于各种肿瘤标志物都有各自的基础水平。大多数患者在患癌之前,各种标志物的个体正常水平是未知的，可能非常低，也可能接近参考值范围上限,甚至高于上限。因此,健康成人参考值范围上限并无很大意义,相反每个患者肿瘤标志物水平的动态变化才是至关重要的，有时甚至在参考值范围内的浓度变化也是有价值的。

一些非恶性疾病也可引起肿瘤标志物浓度升高，但大多是一时性的,而恶性肿瘤引起肿瘤标志物浓度升高则是持续性的,因此,每隔 2~3 周连续测定可排除假阳性。此外,血清肿瘤标志物浓度水平动态变化方向和变化幅度,对于判断恶性肿瘤的疗效与复发是非常重要的。治疗有效，肿瘤标志物浓度呈持续性下降；肿瘤标志物浓度下降缓慢或不下降,提示治疗无效或手术后有肿瘤组织残留;若连续 3 次(每次间隔 2~4 周)测定值均有较大幅度升高,则预示肿瘤复发。

▣▶ 肿瘤标志物的随访检测频率及注意事项是什么？

应根据不同患者、不同的肿瘤制订不同时间表。一般而言,治疗前应对每个患者测定肿瘤标志物,通过 1~2 次检测确定个体基础值。治疗后 2~14 天内(测定时间应根据肿瘤标志物半衰期而定),进行第 1 次肿瘤标志物的疗效检测。在刚开始的第 1~3 年,应每月定期检测,至肿瘤标志物浓度明显下降后,每 3 个月测定 1 次。第 4~7 年,每半年检测 1 次。第 8 年以后,每年 1 次。每次改变治疗方案或怀疑复发和转移时,应及时测定肿瘤标志物浓度,如发现明显增高,应在 1 个月后复查 1 次,连续 2 次升高,提示复发或转移。恶性肿瘤治疗结束后,应定期随访检测。一般建议治疗后第 6 周做第 1 次检测。美国临床生物化学学会（NACB）和欧洲肿瘤标志物协作组（EGTM）专家均赞成将浓度增高 30% 作为具有阳性意义的界定，原卫生部临床检验中心建议随访中如果发现肿瘤标志物有明显升高（高出首次随访值的 25%），应 1 个月后复测 1 次，连续 2 次升高，可预示肿瘤复发或转移。

　　随访注意事项：首先，怀疑有复发或转移应检测肿瘤标志物。肿瘤标志物项目有明显增高时，应 4~6 周内复查。其次，肿瘤标志物的水平变化会受到一些体内外因素的影响，应予以注意。具体而言，有些代谢异常疾病，如肝肾衰竭，特别是胆汁淤积等常表现肿瘤标志物水平升高。特别值得提及的是医源性因素，如直肠指检、膀胱镜、内镜、前列腺活检、留滞尿管导尿、前列腺梗死及尿潴留等均会造成 PSA、PAP、NMP22 等检测结果增高，因此，建议在有创检查前或有创检查后 1 周进行肿瘤标志物检测。此外，肿瘤标志物检测应避免受到以下药物的影响，如高浓度的二价或三价的金属离子、嘌呤、吲哚、胍类药物（如硝酸异山梨醇 /Isoket、维拉帕米 /Isoptin），以及维生素 C、顺铂、丝裂霉素、雌二醇和表柔比星等均会导致 PSA 水平增高，出现假阳性。还有一些生理变化也会影响肿瘤标志物水平的变化，妊娠时 AFP、CA125、HCG 和月经时 CA125 也会升高。最后，强烈的治疗作用（手术、放射治疗、化学治疗）和连续的细胞死亡、肿瘤部位供血障碍等均可导致肿瘤标志物浓度变化。因此，我们要科学合理地安排检测时间。

▪▶ 提示肺癌复发的肿瘤标志物有哪些？

　　肺癌是最常见的恶性肿瘤之一，且发病率高，治愈率低，因而，提高肺癌患者的生存率主要手段是靠早期诊断、早期治疗。随着新技术的发展和应用，在肺癌的诊断、疗效观察、判断预后等方面已发现 10 多种肿瘤标志物。肺癌主要有非小细胞肺癌（包括鳞癌、腺癌）和小细胞肺癌，标志物主要有 CEA、CA19-9、CYFRA21-1、SCC、NSE、ProGRP、CA125、

VEGF 等。目前认为 NSCLC 以 CEA、CYFRA21-1、SCC 等联合检测为最佳，敏感性在 85% 以上，特异性为 95%；SCLC 以 CEA、NSE、ProGRP、CYFRA21-1 组合为好，敏感性为 80% 以上，特异性为 95%；鳞癌以 CYFRA21-1、SCC、CEA 组合为好，敏感性为 70% 以上，特异性为 90%；腺癌以 CEA、CYFRA21-1、TPA 等组合为好，敏感性为 80% 以上，特异性为 95%；胸腔积液以 CEA、NSE、CYFRA21-1 联合检测为最佳，敏感性可达 96.8%。上述指标联合检测，再结合影像学的改变对肺癌的诊断、疗效观察及预后评估可进一步提高敏感性。值得注意的是，CEA 在胸腔积液和支气管肺泡灌洗液中比血清中的水平高，检测样本溶血后 NSE 的检测结果也会升高。

▶ 提示乳腺癌复发的肿瘤标志物有哪些？

CA153、CEA、TPA、CA125、激素（雌二醇、促黄体生成素、促卵泡生成素、黄体酮）、HER2、VEGF 等组合作为 Ⅱ 期以上乳腺癌诊断、疗效监测、判断复发及预后的最佳方案。其中 CA153 是目前临床公认的乳腺癌诊断和术后监测最有价值的指标。CEA 是乳腺癌疗效监测、判断转移的有效指标，若治疗后 CEA 水平不下降或下降后又升高，则提示有极高的复发可能。TPA 对晚期和转移性的乳腺癌，应答比 CA153 敏感，其预测乳腺癌复发和转移的敏感性高达 80%，但在一些非肿瘤性疾病如肝炎、肝硬化、乳腺良性疾病及肾功能不全者中也会升高。TPA 联合 CA153 检测乳腺癌骨转移及内脏和淋巴结转移敏感性达 70% 以上，但妊娠、糖尿病、肝脏疾病及细菌感染亦可引起 TPA 水平升高。

▶ 提示肝癌复发的肿瘤标志物有哪些？

肝癌主要病理类型为肝细胞癌（HCC）和胆管细胞癌。其中 CA19-9 主要是胆管细胞癌的标志物，而 AFP 则是 HCC 的主要标志物。此外，AFU 的检测是 HCC 尤其是 AFP 阴性的原发性肝癌和小细胞肝癌患者诊断、疗效观察和随访的理想指标。此外，研究还发现，甲胎蛋白异质体（AFP-L3）可作为预测复发的有效指标。VEGF 及血管内皮生长因子受体 2（VEGFR2）也在 HCC 的复发中有预测作用。其他的一些标志物如细胞间黏附因子、非转移基因、类肝素酶、GGT-Ⅱ、TGF-b、u-PA、MMP 及其抑制物等亦被研究证实与 HCC 的复发及转移相关，但这些指标尚未在临床得到广泛应用。

▌▌▶ 提示胃癌、结直肠癌复发的肿瘤标志物有哪些？

对于治疗后的结直肠癌患者 CEA 水平降至正常，是肿瘤体积缩小的征象。如果 CEA 水平未降或仅有很少的降低，可能肿瘤未切干净或还存在其他多发肿瘤。而手术切除干净时，CA19-9 和 CA242 水平在术后 6~8 周内没有完全降至正常，可能与手术导致的创伤及其炎症有关，3 个月后逐渐恢复正常。当肿瘤复发或转移时，首先，CA19-9 和 CA242 水平会出现升高的现象，接着 CEA 水平升高，肝转移时 AFP 也会升高。尽管 CEA、CA19-9、CA242、CA50、AFP 等对结直肠癌的诊断、疗效观察、判断复发是理想的组合，敏感性明显提高，但特异性仍不理想，需要结合临床症状和其他检测综合分析，做出正确的判断。

▌▌▶ 提示前列腺癌复发的肿瘤标志物有哪些？

前列腺癌主要发生在 50 岁以上的男性，年轻人偶见，随着年龄的增长发病率升高。前列腺癌绝大多数为腺癌，恶性程度高。目前认为 PSA 对于前列腺癌的诊断和病程监测及预后的判断是最有效的肿瘤标志物。当前列腺发生肿瘤时，血清 PSA 水平可增高。如 D 期 PSA 水平比 A 期增高数十倍，阳性率可达 85%~94%，而且连续监测血清 PSA 水平变化比其他方法能更早地发现复发或转移扩散。当前列腺完全切除后，PSA 检测应该阴性，如果能检测到 PSA 浓度，往往意味着局部残存肿瘤或存在远处转移。因此，PSA 检测对前列腺癌病情的监测及疗效判断有较大的意义。前列腺增生患者 PSA 阳性率为 26.5%。鉴于良恶性病变之间重叠较大,故单测 PSA 诊断前列腺癌还不够,应该同时检测 f-PSA。大量的临床资料证明, 前列腺癌患者 f-PSA 并不呈比例升高,而 f-PSA/PSA 的比值 <1/10 时,前列腺癌确诊的概率明显增加,因此,血清 PSA 及 f-PSA 联合检测无疑是前列腺癌标志物的首选项目。TPS 不受激素治疗的限制与 PSA 联合检测前列腺癌,敏感性可达到70%以上。文献报道, 临床上常把 t-PSA、f-PSA、CEA、TPS 或 TPA、Testo 作为前列腺癌的诊断、病程监测及治疗效果的最佳组合,敏感性及准确性均在90%以上。单次的 PSA 检测结果不足以诊断复发,需连续复查多次 PSA 出现持续升高趋势才提示复发。建议 PSA 检测值在患者最低值后出现升高超过 2μg/L 以上定义为生化学复发。

▎▶ 提示宫颈癌复发的肿瘤标志物有哪些?

SCC、CEA、CA19-9、HE4、CYFRA21-1 和 CA125 联合检测是宫颈癌的早期发现、判断复发、监测疗效、评估预后的最佳组合。

▎▶ 提示卵巢癌复发的肿瘤标志物有哪些?

卵巢癌最常用的标志物有 CA125、HE4、CEA、CA19-9、AFP、CA72-4、β_2-MG 及生殖系统激素(抑制素)。AFP 对卵巢内胚窦瘤、恶性畸胎瘤有特异性的诊断价值。CA19-9、CA72-4、β_2-MG 等对卵巢癌诊断亦有一定阳性率。

▎▶ 提示白血病复发的肿瘤标志物有哪些?

CEA、CA125、β_2-MG、S-TK、LDH、TPA、CA19-9 是检测白血病复发和预后判断的主要标志物。

▎▶ 肿瘤治疗后恢复期需要注意什么?

肿瘤患者经治疗后,往往身体比较弱,要在平时生活和就医过程中注意以下细节。

（1）遵医嘱，不适随诊。

（2）加强体格锻炼，增强体质，提高免疫力。肿瘤的发生发展与我们的免疫状态息息相关。肿瘤可通过独特的机制逃避机体的免疫监视或抑制机体的免疫抵抗力。

（3）科学合理地安排作息时间。研究显示，人体内有调控昼夜节律的生物钟，凭借非同寻常的精密性，让我们的身体可适应每一天的各种变化。当外部环境与生物钟发生短暂冲突时，我们的健康会受到影响，比如当我们坐飞机跨越多个时区，便会出现时差倒不过来的情况。此外，如果生活方式与生物钟要求的节律产生慢性不协调，则会影响身体健康甚至导致各种疾病的出现。

保持一颗平常心

（4）建立良好的健康的生活方式，包括健康饮食、远离烟酒等。

（5）保持一颗平常心，积极应对人生随时随刻的挑战。

▷ 肿瘤患者应该如何缓解焦虑情绪？

面对肿瘤，我们会产生畏惧、恐慌、不知所措、发怒等负面情绪，感觉生命走到了终点，不愿宣泄我们的心声，囚禁了自己的内心世界。尽管如此，我们还是要鼓励自己积极面对现实，战胜病魔。除了拥有一颗强大的内心外，我们要学会与他人多沟通、交流，适当地释放自己，或者求助于相关的心理咨询中心，以舒缓焦虑情绪。此外，建议坚持运动，特别是 20 分钟以上的有氧运动。最后，希望相信科学，合理地看待疾病，积极配合治疗。

▷ 什么叫作肿瘤患者生存期？

肿瘤患者生存期是指从诊断肿瘤至最后死亡的生存时间。临床上不同癌种的患者生存期差别很大,即使同一癌种在不同患者中的生存期也可存在很大差别。因此,临床上预测某种癌症在个体患者的生存期必须要根据患者的实际情况才有意义,所有脱离患者实际情况谈生存期都是不科学的。生存期预测最大的意义在于可有效避免过度治疗及医疗资源的浪费,同时为医务人员及家属进行医疗决策提供科学依据。

▶ 临床上肿瘤患者的生存期是如何计算的? 老百姓口中的"5 年一个坎"是真的吗?

临床认为,为了统计肿瘤患者的生存率,比较各种治疗方法的优点,采用大部分患者的预后比较明确的情况作为指标,即使用 5 年生存期最为合适。另外,常用的生存率统计还有 3 年生存期和 10 年生存期等。据专家临床观察,经过治疗后的肿瘤患者,病情复发和转移通常发生在 5 年之内。如果肿瘤患者经过治疗能生存 5 年以上,肿瘤被治愈的可能性为 90%,发生复发和转移的仅占 10%。老百姓口中的"5 年一个坎"实际上是 5 年生存期的俗称,是指肿瘤患者行根治性手术之后如果活过 5 年,就有希望实现长期生存。所以 5 年生存期不意味着只能活 5 年,而是意味着已接近治愈。癌症患者在治疗后 5 年期内及之后,需要定期复查,积极配合医生治疗,才可使自己健康长寿。

▶ 肿瘤患者生存期的计算主要与哪些因素相关?

临床上、外界环境包括肿瘤患者自身都有很多因素影响肿瘤患者生存期的计算,目前主要根据以下几点。

1. 患者的肿瘤类型、分期:癌细胞最大的特点是生长快、不受控制、能转移,其增长速度远远超过人体正常组织,常因压迫、浸润、获取人体正常的营养,很快置人于死地。癌症的恶性程度与生长组织来源的细胞分化程度有直接关系。分化程度高的肿瘤,癌细胞生长慢,因而恶性程度低,转移晚;分化程度低的肿瘤,恶性程度高,转移早。如肺癌中,小细胞肺癌预后最差,易早期出现脑、肝、骨等转移,而鳞癌一般生长较慢,转移晚,5 年生存期较高。因此,肿瘤细胞的特性决定肿瘤的生长速度、转移速度、治疗效果,也决定患者的生命历程。另外,分期早的,治疗彻底,预后较好,而分期晚的,治疗多为姑息性,且受侵的器官易出现功能损伤,预后极差,早期发现与晚期发现的预后有天壤之别。

2. 治疗方式:要想治愈癌症,首要前提是彻底杀死恶变的肿瘤细胞,因此,治疗方式选择是关键。在临床上,有不少患者发现患癌后,相信偏方、家传秘方,或畏惧手术,害怕放化疗,在小诊所或自行胡乱治疗一通,等到病情恶化才到专科医院治疗,无疑延误了治疗,治疗效果当然不理想。另外,因为患者本身的一些基础性疾病等,导致不能进行根治性治疗或治疗强度不够,治疗效果也会大打折扣。长什么癌,不能胜天,但选择什么样的治疗方式完全取决于患者。

3. 患者的一般状况:每位患者入院时,医生都会对其一般状况进行评分(KPS),这也是很多治疗的选择参考指标之一。有大量研究表明,对于晚期恶性肿瘤患者,KPS 已被多次证实同生存期有明显相关性,即一般状况越好,生存期越长。患者的呼吸困难、谵妄、乏力、疼痛、衰弱、厌食、焦躁和体重下降等, 还包括部分血液学指标 (WBC>11×10⁹/L 及 Lym%<12%、低外周血 ALB、高 LDH 值等),均可作为评估晚期患者预后的重要独立因素。

▮▶ 肿瘤标志物在肿瘤患者生存期计算中起哪些作用?

肿瘤标志物是指癌细胞自身或宿主对肿瘤的刺激反应而产生的物质。它能通过血液或组织细胞标本进行检测,而正常组织或良性疾病几乎不产生或产生数量甚微,与恶性肿瘤的发生发展密切相关,可用于恶性肿瘤的诊断、鉴别诊断、疗效的判定及随访。

▮▶ 可用于肿瘤预后判断的肿瘤标志物的类型有哪些?

临床上几种常见的用于肿瘤预后判断的标志物类型有 CEA、AFP、糖类抗原(CA19-9、CA242、CA125 等)、POA、PSA、AFU 等。临床根据不同种类的肿瘤,联合采用不同类型的肿瘤标志物进行辅助预后判断。

▮▶ 如何科学安排肿瘤标志物的检测时间?

肿瘤患者行根治性治疗之后要遵医嘱按时随访,随访的频次随着时间的推移而改变,术后 5 年如果随访没有问题就不用复查了,但须按照要求参加每年的健康体检。以卵巢癌为例,系统的血清 CA125 检测可作为卵巢癌治疗过程中良好的监测指标,评价卵巢癌化学治疗效果并监测病情发展。每隔 4 周检测 CA125 值,若第 3 次检测较第 1 次下降 50%,并经第 4 次证实,即认为肿瘤有 50% 缓解,若连续 3 次检测,每次下降幅度超过前次的 50%,即认为肿瘤有 75% 缓解。

▮▶ 临床上常见的反映肿瘤预后的指标有哪些?

1. AFP:AFP 是早期诊断原发性肝癌最敏感、最特异的指标。AFP 水平与肿瘤大小有一定相关性,越是晚期,AFP 含量越高。AFP 水平常随病情的变化而变化,治疗有效,AFP 水平下降。AFP 水平升高常提示病情进展。

2. CEA:正常成人血液中 CEA 水平很低。结肠腺癌、胃癌、胰腺癌、小肠腺癌、肺癌等多种肿瘤可能有 CEA 水平升高。CEA 水平与肿瘤大小、有无转移有一定关系,CEA 浓度越高说明体内肿瘤负荷越大,预后差。

3. CA125:CA125 是卵巢癌诊断和疗效监测的重要指标。CA125 水平有助于判断卵巢癌的预后,CA125 水平越高,肿瘤负荷越大,预后越差。

4. CA153:CA153 是乳腺癌的常用标志物,CA153 水平变化与治疗效果密切相关。当 CA153>100U/mL 时,常常提示乳腺癌有转移。

5. CA19-9:CA19-9 在胰腺癌、胃癌、结直肠癌、胆囊癌等肿瘤中都有可能升高。CA19-9 测定有助于胰腺癌的鉴别诊断和病情监测。血清 CA19-9 水平 >10 000U/mL 时,几乎均存在外周转移,病期晚,预后差。

(罗迪贤 肖莉 徐晓琴)

防癌抗癌新媒体科普平台

一、网站

1.中国抗癌协会：

　http://www.caca.org.cn/

2.中国抗癌协会肿瘤防治科普平台：

　https://www.cacakp.com/

3.中国抗癌协会神经肿瘤专业委员会：

　http://www.csno.cn/

4.甲状腺肿瘤网：

　http://www.thyroidcancer.cn/

5.中国抗癌协会肿瘤标志专业委员会：

　http://tbm.cacakp.com/

6.中国肿瘤营养网（中国抗癌协会肿瘤营养专业委员会）：

　http://cancernutrition.cn/ainst-1.0/

7.中国抗癌协会肿瘤心理学专业委员会：

　http://www.hnca.org.cn/cpos/

二、新媒体平台

1.中国抗癌协会官方 APP　　　　2.中国抗癌协会科普平台（微信公众号）

3.中国抗癌协会科普平台（今日头条） 4.中国抗癌协会科普平台（微博）

5.中国抗癌协会科普平台（学习强国） 6.中国抗癌协会科普平台（人民日报）

7.中国抗癌协会科普平台（网易新闻） 8.中国抗癌协会科普平台（新华网客户端）

9.中国抗癌协会肿瘤防治科普平台 10.中国抗癌协会科普平台（人民日报健康客户端）

11.CACA 肿瘤用药科普平台 12.CACA 早筛科普平台

与医生一起
做家庭健康卫士

我们为阅读本书的你，提供以下专属服务

用药指南
随时查询药品说明书
及注意事项

交流社群
寻找一起阅读的
朋友

读书笔记
边读边记，好记性
不如烂笔头

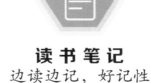

在线复诊
在家中与医生对话，
进行在线复诊

扫码获取健康宝典